整形密码

整形手术背后的科学与美学

刘韬滔 ············· 著

天津出版传媒集团

天津科学技术出版社

图书在版编目（CIP）数据

整形密码 / 刘韬滔著. -- 天津：天津科学技术出版社，2021.10
ISBN 978-7-5576-9677-1

Ⅰ.①整… Ⅱ.①刘… Ⅲ.①美容术 Ⅳ.①R625

中国版本图书馆CIP数据核字(2021)第177590号

整形密码
ZHENGXING MIMA

选题策划：联合天际·边建强
责任编辑：胡艳杰

出　　版：天津出版传媒集团
　　　　　天津科学技术出版社
地　　址：天津市西康路35号
邮　　编：300051
电　　话：（022）23332695
网　　址：www.tjkjcbs.com.cn
发　　行：未读（天津）文化传媒有限公司
印　　刷：北京雅图新世纪印刷科技有限公司

关注未读好书

未读 CLUB
会员服务平台

开本 700×980　1/16　印张13.25　字数180 000
2021年10月第1版第1次印刷
定价：68.00元

本书若有质量问题，请与本公司图书销售中心联系调换
电话: (010) 52435752

序

十余年前，我刚刚攻读整形外科研究生的时候，曾将汪良能教授主编的《整形外科学》通读了一遍：全书上千页，我花费3个月的时间，笔记做了厚厚一本。那时候我觉得自己头脑清楚，手很巧。不过，那时我也意识到，要想成长为一个优秀的整形外科医生，我还需要培养自己的审美趣味。

审美能力属于意识形态领域的上层建筑。像我这样从县城参加高考来到首都学习的孩子，除了认真学习专业知识，还亟须开阔眼界。这当然不是指在吃穿用度等方面的改变。我现在还记得自己第一次去国家博物馆参观时体验到的震撼。

由于种种原因，我毕业之后并没有从事整形外科专业工作，不过仍然时时关注着学界动态。工作之后，每当出现抑郁沉沦的情绪，我常常会从东单出发，前往国家博物馆或者中国美术馆闲逛。中国美术馆东边，有一家24小时开放的三联书店。我有时会在这里待上大半天，读书间歇去旁边的陕西面馆吃一碗酸汤水饺。这种习惯一直保持至今。

乔布斯在他著名的斯坦福大学毕业演讲中回忆到，他从大学辍学之后没有离开学校，而是根据个人爱好选修了英文书法课。他学会了怎么改变字体，改变间距，这些美好有趣而又无用的知识为他后来发明苹果电脑的字体版式提供了帮助。

前几年当我应一位朋友的邀请，给一本科普杂志写专栏文章的时候，我突然意识到，我之前的种种工作经历，观摩到的绘画艺术作品以及读到的社会文化知识，都可以彼此串联起来，应用到整形外科的科普写作当中去。出于对美好事物的热爱，我根据自己的思考与体会撰写成此书。

由于许多前往整形医院的就诊者自身健康，并无疾患，因此整形外科相较于其他医学专科来说高度市场化。很多相关从业人员看上去虽然具备积极的服务意识，但无论是专业知识还是审美能力都良莠不齐。就诊者也容易为市场所左右，产生盲目的需求。

为此，本书系统性地介绍了目前医美整形学科的主要内容，从五官颌面到生殖器整形，从身体塑形到皮肤管理，一共涵盖10处人体主要部位。通过对常见外科术式的讲解，读者朋友能够一窥整形外科的理念与技能。除此之外，本书还从两千幅经典美术作品中精选了100余幅图片，根据这些经典美术作品，围绕什么是人体美，为什么人们会觉得这样是美的，而那样是不美的，做了细致的阐释。

在眼整形的相关章节，书中对比唐代石刻仕女画像与西方罗马式雕像，东西方女性内眦解剖形态的不同一目了然，并对这种差异的成因做了人类学上的解释；同时，还分析了清末海派画家任伯年的人物画作品，将其与同时期奥地利著名画家布拉斯的人物画作做了对比，来说明影响眼睛形态的几个主要解剖特征，这些特征的不同会使人呈现出不同的精神气质。

在颌面外科部分，本书选取了萨金特和费欣的人物画像，对颌面解剖特点，尤其是侧貌解剖结构，包括鼻、唇、颏相对位置关系所决定的审美平面做了举例说明，由此展开介绍颌面整形外科的主要手术方案和适应证。

关于面部年轻化，本书在相关章节结合布格罗、萨金特、伦勃朗等名家画作，将整个面部年轻化的外科手术发展历程做了清晰的梳理。对手术历史的总结有助于我们认识学术发展历程，认识到以"折叠"和"悬吊"为主要外科理念的不同技术流派在面部不同解剖层面的手术优缺点。这种通过梳理总结手术历史进行讲述的方法即使在专业学术综述中亦未多见。

在形体塑造部分，我们分析了英国维多利亚时期、我国民国时期以及当下，有关形体美的观念变迁，并指出这种改变与社会经济和意识形态的发展相关，有助于读者朋友形成正确自信的形体美认知观念。

随着社会发展和人们观念的转变，男女生殖器相关的私密整形成为近年来医美整形市场中增长较快的治疗项目。毋庸讳言，私密整形与人体美、生殖健康和性观念都密不可分。因此，介绍各类常见私密整形手术，并探讨其与性观念的相互关系，有助于为读者朋友解疑释惑。

在全书最后部分，还介绍了以计算机成像技术为代表的最新学科进展，并探讨了基因编辑技术可能带来的风险与伦理挑战。

总之，全书围绕古今中外关于人体美的认知变迁展开，对可能影响整形外科技术理念的社会的、文化的和经济的边缘交叉学科内容，做了综合分析。这种探讨贯穿全书，希望这些内容可以为读者朋友了解人体美学常识提供一些帮助。

中国医学科学院整形外科医院的李一琳医师，同时也是一位专业医学插画师，为本书绘制了精致的手术插图。另外，上海齐美矫正诊所的徐巍娜医师也为本书提供了部分医学图片，在此一并致谢。

在为本书选择美术作品时，除了画作本身的艺术品格，更主要是考察画作中人物是否满足我们想要说明的人体解剖特征；另一方面，中国传统人物绘画不注重写实技法，而很多中国现当代画家的作品，由于版权的原因未能与读者分享。希望未来有机会可以选入这些反映了东亚人群形貌特征的优秀画作，以弥补此遗憾。

声明

　　本书内容只作为知识性科普，不用于指导任何医美整形行为。作者不对读者任何整形行为所导致的后果承担任何责任。医美整形存在一定技术风险，请有需求的读者朋友前往专业医疗机构诊治。

目录

第1章　眼整形

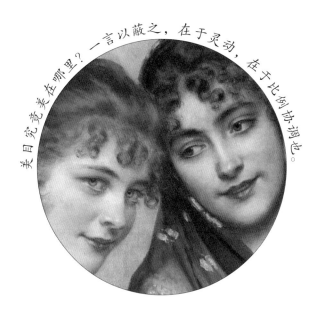

美目究竟美在哪里？一言以蔽之，在于灵动，在于比例协调也。

第1节 从最细微处开始：内眦赘皮矫正术

内眦赘皮解剖结构

我在北京生活的这十几年间，眼干的症状越来越严重。眼科同事告诉我，这是季节性过敏，还有过度使用手机、电脑这些电子产品导致的。针对这种症状，需要先检查泪管是否通畅，再做泪管栓塞治疗。

内侧眼角处长有眼睛的附属器——泪管。眼泪在这里汇集，流入泪管，可以进入鼻腔和口腔。因此内侧眼角这里有一个好听的俗称——泪湖。我们使用滴眼液之后，有时会觉得嘴里苦涩，就是因为一部分药水最后进入了口腔。

眼科门诊的护士为了照顾我这个"自己人"，选择了一个最小号的注射器，疼痛刺激也最小，但因为对技术要求更高，轻易不使用。护士轻轻牵拉我的眼角内眦，暴露出泪湖，可以看见一个粉色小凹点，那就是泪管开口。护士把注射器的弯头轻轻插入泪管，推注一点儿生理盐水。我向她报告，感觉到有液体从鼻腔流到嘴里。这说明泪管是通畅的。然后护士用镊子把栓子填塞进泪管，就像是泄洪的闸门被关闭了，这样眼泪就可以在眼球表面停留更长时间，有助于保持眼睛湿润。这种栓子是可以降解的物质，有效期大概半年。

有的人在内侧眼角前方长有一片半月形皮肤皱褶，这就是内眦赘皮，又被称为"蒙古褶"。可以看出，内眦赘皮把泪湖遮挡住了，起到保护眼睛的作用。在北方恼人的春季里，沙砾、杨絮等外界异物因此就不容易钻进眼角。内眦赘皮属于显性遗传。据统计，在北亚、东亚等地区，内眦赘皮发生率可以高达50%。为什么在东北亚地区会有如此高比例的人群长有内眦赘皮呢？有些学者认为，内眦赘皮是对多风沙环境的适应。

常有些漂亮姑娘跟我咨询内眦赘皮的问题。在她们的观念中，内眦赘皮已经是严重到不可容忍的生理畸形。这是不对的。我觉得她们是资本所引领的时尚潮流的

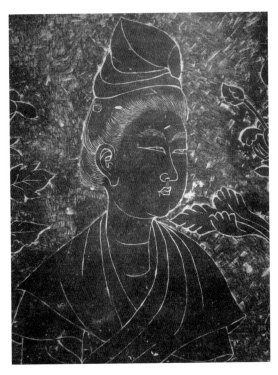

《唐永泰公主石椁线刻仕女画》
本书作者拍摄

永泰公主是武则天的孙女，其墓内石椁上有阴线雕刻的十五幅仕女人物画，这是其中的一幅。仕女曲眉圆颊，丰美秀雅，为典型的盛唐时代画像。画像中女子眼睛内眦赘皮明显，赘皮源于上睑，向内下方延伸。这种面貌特征常见于东亚民族。

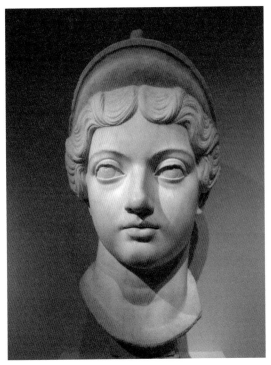

《吕西尔头像》 本书作者拍摄

这件大理石头像制成于公元150—200年的迦太基（今突尼斯）。吕西尔是罗马皇帝路齐乌斯的妻子。可以看到该大理石头像面庞线条圆润，眼裂较长，上下眼睑汇聚于内眦，呈锐角状，无内眦赘皮。

受害者。如果把时间回溯到蒙古帝国迅速扩张的 13 世纪，东方各民族大概不会认为内眦赘皮是一种生理缺陷。但是在今天强势的欧美文化影响下，大多数人确实会觉得去掉内眦赘皮的眼睛看上去会更美一些。

美是客观存在的，还是一种主观感受？这是个历史悠久的美学难题，因为涉及是唯心主义还是唯物主义的意识形态争论而显得更加诡谲难辨。

人体审美是整形外科学术研究当中非常重要的一环。在一个个独特的审美观念之间，我们要相信，蕴含在其中的人体美学客观规律可以被发现和掌握，这是整形外科技术得以开展的前提。整形外科医师也需要明白，大众所接受的审美观念在不同的时空之下会受到环境和文化的显著影响。否则就难以解释，为什么澳大利亚和美洲原住民的审美迥异于旧大陆，而 19 世纪英国维多利亚时期的审美潮流又和之后一百年出现的美国嬉皮士文化格格不入。

未来中国经济还会继续发展，国力日渐强大。经济基础决定上层建筑，不过思想观念、文化艺术是上层建筑中最难改变的一部分。因此，我们有理由相信欧美文化当中这种强势的审美惯性还会在东亚地区持续很长一段时间。

内眦赘皮影响眼睛形态

内眦赘皮对眼睛形态的影响主要在于两个方面：改变眼睑形态和改变眼距宽度。内眦赘皮可以源于眉弓和上眼睑，或者同时源自上下眼睑，牵引眼睑引起眼睑外形改变；内眦赘皮遮盖了眼睛内侧角，在视觉上会把眼距拉宽，睑裂变短。

眼距是指双眼内侧眼角之间的距离，眼距宽窄的细微调整会影响人的精神气质。大多数人都听说过"三庭五眼"，"五眼"就是指面部宽度等于五个眼睛的宽度，而眼距就应该等宽于一个眼宽。"三庭五眼"是中国传统绘画的术语，这个粗略的概念目前已经被面部审美所滥用。对于整形外科医生来说，对颜面部的美学判断则应该更精准一些。

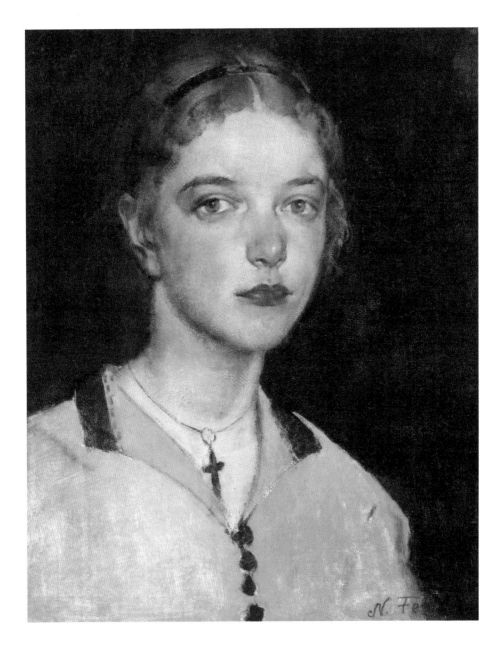

油画《伊娅》　作者：尼古拉·费欣

画中的女孩重睑呈平行状，内眦开大，泪湖暴露明显。我见过一个女孩子虹膜颜色会发生变化：阳光照射下，她的瞳孔收缩，浅棕色瞳孔边缘显露出一圈碧绿的虹膜，真是美丽极了。如果你身边有爱使小性子、爱哭的女性朋友，你就会明白"女孩是水做的"这句话——当她流泪，突然之间眼泪清晰地汇聚于泪湖，就会一大滴一大滴毫无征兆地汹涌而出。

早期的人类学把黄种人[1]命名为蒙古人种（mongoloid），这一名称具有一点歧视意味，同源的英文单词mongolism指的就是唐氏综合征。这是一种遗传疾病，染色体异常导致智力低下，其相貌特点就是低鼻梁、宽眼距。

较宽的眼距还多见于鼻梁没有开始发育的婴幼儿，宽眼距会给人以缺少攻击性的温顺感觉。有人喜欢把这种审美趣味称作"少女感"，这是网络时代新发明的一个词。

中国古代传说中最有名的宽眼距之人是春秋时期的铸剑名师干将和镆铘的儿子眉间尺。《搜神记》记载，干将和镆铘的儿子生有异相，"眉间广尺"，故取名眉间尺，可以想见其眼距之宽。中国的传统文化认为天生异相者多为奇人，比如《史记》中记载项羽长有重瞳。眉间尺也是奇男子，他父母干将、镆铘因为铸剑被楚王迫害而亡，自己最后也因为替父母复仇，刺杀楚王而死。

如果我们在生活之中多加留心，就会发现兔子等食草动物的双眼都长在头部两侧。这有利于它们观察道路两边的险情，但是在快速奔跑的时候反而不能看到正前方近距离的目标，所以才会有兔子一头撞晕在树桩上的事情发生——"守株待兔"的成语故事是有科学依据的。人类是这个星球上最强大的猎食者，和其他肉食动物一样，双眼长在面部正前方，这样看上去，较窄的眼距会显得更加咄咄逼人。在主张女性独立自信的今天，去除内眦赘皮会强化这一点。

内眦赘皮矫正术

内眦赘皮矫正术俗称"开眼角"，这是整形外科最简单的手术之一，但是仍然考验着整形外科医生的基本功：设计、切开、剥离、缝合。

传统的内眦赘皮矫正术会在内眦处遗留瘢痕。现在的术式由Z成形术改良而来，有好几种常见的手术方式，包括Park Z成形术、Root Z成形术、皮肤上提法等，主

1　黄种人这种提法在许多严谨的学术刊物上已经不怎么使用了。东亚人的皮肤相较于南亚或中南美洲的人群来说是比较白皙的。但由于"黄河儿女"等词语被广泛使用，导致中国人对自身是黄种人的这一概念也潜移默化地接纳，似乎感受不到黄种人这种提法的不严谨性。因此在本书中涉及人类学的地方，一概使用高加索人、东亚人、非洲裔、拉美裔等说法。

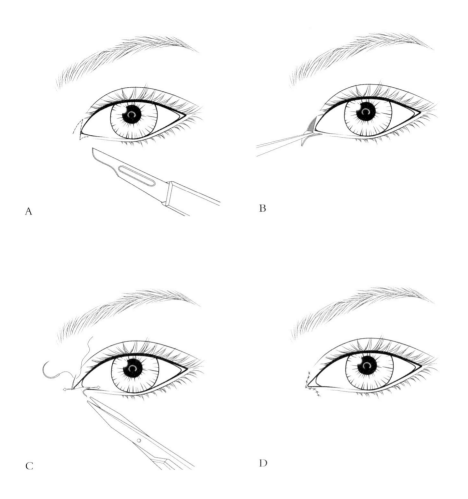

A

B

C

D

内眦赘皮矫正术示意图　　插图作者：李一琳

如图所示，沿切口设计线切开皮肤，皮下剥离，调整内眦处皮肤，将多余的皮肤剪除后重新缝合，由此矫正内眦赘皮。内眦赘皮矫正术虽然简单，却很考验技术，初学者在了解后往往会赞叹术式发明者的巧妙构思。

要是为了减少瘢痕。此矫正术在东亚地区广泛流行。

内眦赘皮矫正术对眼部形态的改变仍然是有限的，很多美容医疗机构都喜欢建议患者[1]在内眦扩大的同时行重睑成形术（双眼皮手术），而患者往往会担心医疗机构提供的这些整体化解决方案到底有没有必要，会不会只是一种捆绑销售的手段。

不同于眼睑外翻、上睑下垂这些切切实实的解剖结构异常，单纯的内眦赘皮并不会妨害人体健康。整形外科医生和患者都需要明白为什么去实施一项手术方案，是治疗器质性病变，还是改善功能，抑或只是通过改变人体形态，来单纯获得美学意义上的改变？这是整形美容外科不同于其他医学专科的地方。

内眦赘皮矫正术——整形外科最细微的手术之一，由此我们开始一窥整形外科的魅力。

1　商业性医美机构喜欢将来诊客户称作求美者，公立整形医院一般仍称之为患者。本书为了行文方便，按照习惯统一使用患者或者病人的称谓。

第2节　平行与开扇：重睑成形术

眼睛的美学特征

大学实习的时候，有一次从医院下班，我看见班里两名同学在公交站台作别。女生一双弯弯笑眼，等她笑容凝止，抬头注视男生，我站在一旁才发现，原来凝视心上人的时候，眼眸真的会发光。虽然两人从未传出恋情，但是情愫难以掩盖。

巧笑倩兮，美目盼兮。真情流露的一刹那，即使是只有少许姿色的女孩子也可以让少年郎心旌摇曳。

李渔说："面为一身之主，目又为一面之主。"

美目究竟美在哪里？一言以蔽之，在于灵动，在于比例协调也。

西方文艺复兴之后人体解剖学的进步是现代医学发展的基础。有了局部解剖的基本知识，我们可以仔细分析一双美目应该具备的基本特征，包括但不限于以下几点。

1.眼球和睑裂的比例适宜

我们都觉得大眼睛好看，是因为睑裂大，眼球暴露出的比例高，就可以眼波流转，顾盼生辉。内外眼眦的矫正手术也都是希望通过轻微的调整可以改变睑裂大小。

睑裂的高度需要在双眼自然放松，平视前方的时候来进行测量。上下眼睑应该刚刚覆盖角膜的边缘。上眼睑应该覆盖角膜上缘两三毫米，下眼睑应该覆盖角膜下缘一毫米左右。

如果上眼睑覆盖角膜过多，就需要考虑有没有上睑下垂的问题，可以在重睑手术时一起纠正。如果覆盖过少，角膜上下都会显露出白色巩膜，这种眼睛在中国传统绘画中被叫作"四白眼"。《世说新语》记载竹林七贤之一的阮籍"能为青白眼。见礼俗之士，以白眼对之"。这就是通过上翻眼睛，露出白色巩膜来表达蔑视之心。

相较于成年人，婴幼儿的眼睛在面部占比更大，这和幼儿五官发育不同步有关。

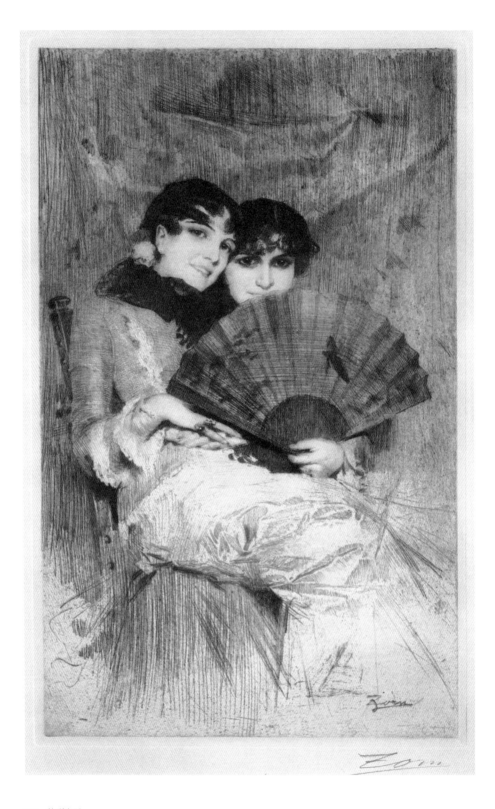

乖巧、缺少攻击性，这就是人们常说的"萌"，这种形貌特点能够使在人类群体中生活的幼儿有更大概率存活下来。

2. 眉眼距和重睑宽度

轻轻闭上双眼，上眼睑边缘到眉毛的距离称作眉眼距。东亚人的眉眼距离可以达到20毫米，通常大于高加索人。

自然睁眼的时候，上眼睑边缘和双眼皮皱襞的距离就是重睑的宽度。东亚人显露出的双眼皮宽度通常会比高加索人窄两三毫米。高加索人的重睑宽度可为8～10毫米，而东亚人通常不超过8毫米。如果重睑宽度小于5毫米，会形成人们常说的"内双"。

3. 上下眼睑缘和内外眦角的轮廓形态

上下眼睑缘和内外眦角构成了眼睛的轮廓形态。

传统绘画有许多比喻来描述眼睛形态。眼裂上下距离宽，上眼睑圆弧幅度大，眼睛更偏圆一点，这是我们说的杏眼。在中国传统文学作品中，常常描写美人有一双杏眼，并认为杏眼跟圆脸搭配更好看。

曹雪芹借贾宝玉的视角来描写宝钗姐姐的模样——"脸若银盆，眼如水杏"；而黛玉的相貌，《红楼梦》全书却只有虚写："两弯似蹙非蹙罥烟眉，一双似泣非泣含露目。"在我的想象当中，黛玉应该是一双桃花眼，因为绛珠仙子为情而生，而桃花含情。桃花眼的形态是上下眼睑缘弧度比杏眼更弯曲，内外眼角也比杏眼更锐利一些。

素描《堂姐妹》
作者：安德斯·佐恩

从两名女子的妆容对比可以看出，浓重的眼影和眼线可以使眼睛看起来在面部所占比例更大。现代的化妆技术可以让女子在装扮前后判若两人。

眼部整形手术，包括重睑成形术、内眦矫正术、外眦成形术、上眼睑下垂矫正术，一方面是为了改善轮廓形态，另一方面也让眼裂更长、更高一点，达到眼波流转、顾盼生辉的效果。

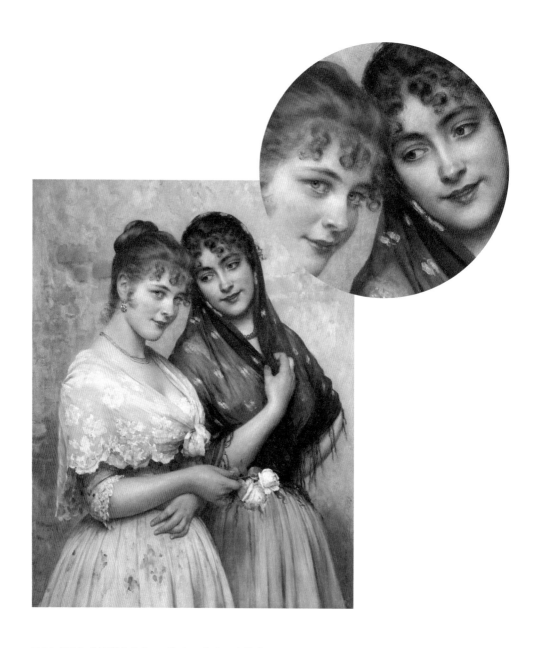

油画《两个威尼斯女人》　作者：尤金·布拉斯

尤金·布拉斯这幅画中，右侧女子重睑更宽大明显，而左侧女子接近内双，但是神情却更加妩媚迷人。

我发现漂亮女孩聚在一起的时候，其中每一个人的魅力都会增加一点点。

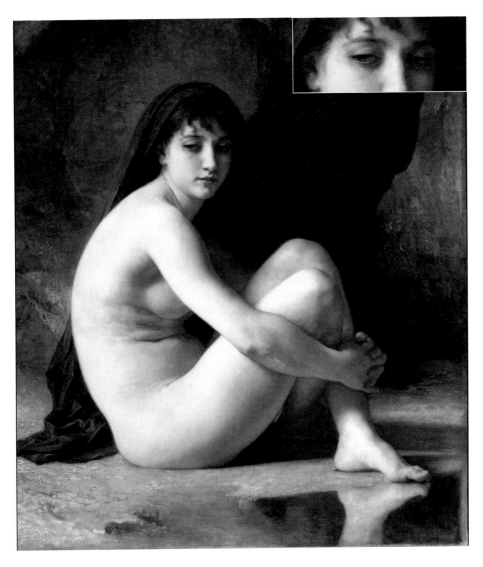

油画《抱膝坐的浴女》　作者：威廉·阿道夫·布格罗

画中女子眉眼低垂，可以清晰地看见重睑皱襞。眉、上下睑缘和重睑皱襞，四道优美的弧线，相互映衬，浓淡益彰。高加索人的重睑宽度往往大于东亚人，因此对于许多美容院提供的宽大"欧式双眼皮"手术方案，患者一定要根据自己的五官条件，慎重选择。

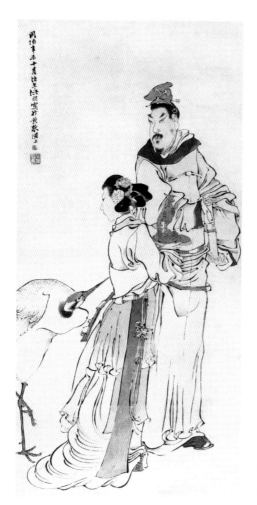

设色水墨画《加官晋爵图》　作者：任伯年

任伯年是近代"海派四杰"之一。在清末，中国传统人物画已经融入了西洋绘画的写真技法。图中男子双目炯炯，为典型的凤眼。

4.内外眦连线在外侧轻微上翘

如果把内外眼角作一个连线，我们就会发现这条线并不是完全水平的，通常会向外上方倾斜。外侧眼角轻微上翘会显得人更加有活力。

东亚人内外眦角连线向外上方倾斜角度比高加索人更大，可以达到10°。中国人常说的凤眼，就是指眉眼斜斜向上，和水平线夹角较大，这是东亚人的眼型特点之一。我们回忆一下迪士尼公司设计的花木兰形象，每当美国的电影公司需要突出角色亚裔身份的时候，绘制出的人物眼睛就几乎快要直立起来了。

丹凤眼是凤眼的一种。在中国传统绘画中，如果男子长有丹凤眼，则精气凝敛，不可逼视。关云长就是长有丹凤眼中最具代表性的人物。

5.眼周附属器官以及面部五官协调

眼周的附属器官可以突显眼睛的形态。睫毛、卧蚕与高耸的眉弓、鼻梁，相得益彰。

有的人分不清眼袋与卧蚕。卧蚕是下眼睑缘富含脂肪的隆起，紧致饱满。眼袋是眶隔脂肪突破了岁月的限制向前膨出，形态疏松臃肿，位置在卧蚕的下方。张大千有一幅仕女图，图中仕女做道姑打扮，单眼皮、眼裂细小，宽宽的眉眼距，并不符合今天欧美化的女性审美特点。只有下眼睑的卧蚕稍稍增添了眼睛的层次感，一眼看去，气质素净淡雅，像极了《红楼梦》中的妙玉。

出色的眼部化妆技术可以让一个女子在装扮前后判若两人。我曾经在电梯间近距离观察过一个急着要去参加医院春节联欢会演的护士，她所画的眼影与眼线都让其眼睛在面部显得更加突出，但是还没有来得及涂抹匀净的睫毛膏和刚刚粘上的假睫毛让我想起了苍蝇腿，经不住端详。

浓密自然的眼睫毛可以让女性显得极为俏丽。如果你的女朋友愿意黏人，扑闪扑闪的睫毛就可以像刷子一样在你的脸上、脖子上挠痒痒。而疲倦下来的时候，夜灯照耀，长长的睫毛影被映照在下眼睑，她又变得像一尊安静端详的希腊女神塑像。

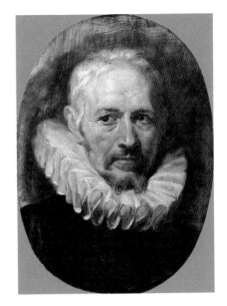

油画《老年男性肖像》
作者：彼得·保罗·鲁本斯

下眼睑眶隔和眼轮匝肌以及皮肤一起作为遮挡屏障，可以防止眶脂肪松弛向前方疝出。随着年纪增长，这些软组织松弛，眶脂肪就会向前方突出，像悬挂下垂的小袋子。而在突出的脂肪袋上方则会出现软组织凹陷，伴随泪槽加深。图中男子疏松臃肿的眼袋使他看上去更显苍老。

眼整形主要术式

1. 重睑成形术

重睑是如何形成的？关键就在于上眼睑板前方有一股肌纤维穿过眼轮匝肌，附着于上眼睑皮肤。睁眼的时候，上眼睑向上牵拉

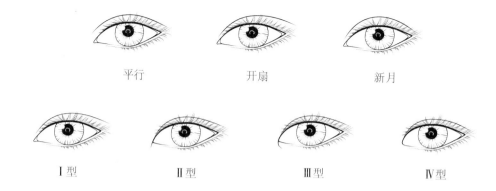

平行 开扇 新月

Ⅰ 型 Ⅱ 型 Ⅲ 型 Ⅳ 型

不同重睑形态示意图　　插图作者：李一琳

上排图：重睑可以根据和上睑缘的位置关系分为平行形、开扇形（或者称作广尾形）、新月形。
下排图：Ⅰ型为内眦完全显露，Ⅱ至Ⅳ型为不同形态的内眦赘皮。
还有更多的分类没有在图中展示。比如，根据重睑皱襞和内眦的关系可以分为皱襞内和皱襞外；也可以按照重睑皱襞显露的情况分为全双、半双和内双。

而纤维附着点的皮肤相对固定，这里就形成双眼皮，或者叫重睑。如果上眼睑缺少这一纤维附着点，睁眼时则只有上眼睑上提，而没有皮肤皱褶形成，这就是单眼皮。也有人跟我一样，这股肌纤维附着点不够紧密，就会出现大多数时候呈单眼皮，在熬夜休息不好的时候呈双眼皮的现象。

　　双眼皮是显性遗传，在欧美国家，很少有年轻女孩做重睑成形术。东方民族单眼皮的发生率高达50%，重睑成形术简单易行，又能明显改变眼睛的外观，因此在中、日、韩等国家大为风靡。重睑——上眼睑的皮肤皱褶，给人以丰富的层次感，视觉上让人觉得眼裂增大，在施行重睑术时还可以同时纠正东方民族常见的上眼睑臃肿下垂的问题。

　　由于重睑成形术如此广泛流行，几乎每一个患者朋友都会提出一套自己的见解。设计重睑形态时，依据脸型可总结出几种简单的固定搭配模式：瓜子脸配平行双眼皮为最佳，鹅蛋脸则应该设计为扇形，而圆脸和新月形最搭——这当然属于拘泥不化。

　　真正技艺高超的整形外科医师应该做的，是通过尽量简单的术式设计，在患者原有基础之上做出最细微的调整，保留每一个患者本来的容貌特点。

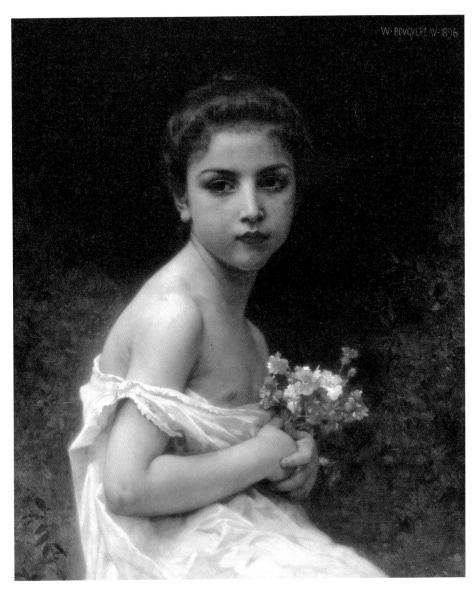

油画《**手捧花束的女孩**》　　作者：威廉·阿道夫·布格罗

高加索人的重睑皱襞与上眼睑缘大致平行，重睑较宽，与内眦不结合，这种重睑与内眦的关系称作"皱襞外"；而东亚人的开扇形重睑与内眦相延续，这种结合关系是"皱襞内"。画中的女孩眉骨高，眼窝深，重睑宽而眉眼距窄，这是典型的高加索民族面貌特征。

我见过一些不施粉黛的漂亮姑娘对衣着打扮毫不在意，那种由里而外散发出的对自身容颜的极度自信，是从开始形成自我认识的幼儿时期就根据外界的反馈而逐渐培养起来的。这就是"美人坯子"吧。

手术之前，设计重睑时主要考虑两个因素：形态与宽度。

（1）形态是指重睑皱襞和上眼睑缘的走行关系。

根据和上眼睑缘的位置关系分为平行形、新月形、开扇形（或者称作广尾形）；根据重睑皱襞和内眦的关系可以分为皱襞内和皱襞外；也可以按照重睑皱襞显露的情况分为全双、半双和内双。

高加索人的重睑皱襞很多是皱襞内的平行形，还有相当一部分人的重睑呈内宽外窄走行。东亚人的眼睛没有深陷于眉骨之下，如果也是这种形状，会被形容为"三角眼"，看起来面带凶相，且随年龄渐长，下垂松弛的眼角更容易使人显出老相。我曾在博物馆见过一幅曾国藩的画像，画中一个干巴瘦小的老头，身着黄马褂，却长有一双三角眼，很难把这幅画像中的人物和那个出将入相的武英殿大学士联系起来。

现在，越来越多的中国女性在接受重睑手术时，会选择皱襞外的扇形，她们觉得这种设计更能体现民族特点。重睑皱襞由内向外张开，状若开扇。我也喜欢看这种样式的双眼皮，给人

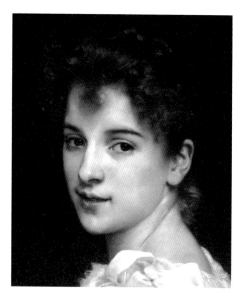

油画《加布里埃尔·柯特肖像》
作者：威廉·阿道夫·布格罗

高加索人有相当一部分人的重睑呈内宽外窄走行，如图所示。由于眼窝深陷，没有内眦赘皮遮挡，看起来并不突兀。但是东亚人的眼睛没有深陷于眉骨之下，如果也是这种形状，就会变成"三角眼"，看起来更显老相。

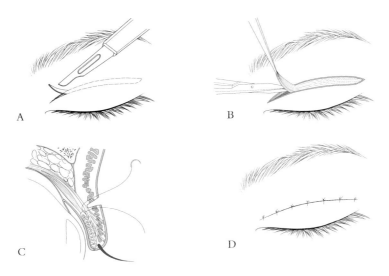

切开法重睑成形术示意图　　插图作者：李一琳

按照术前设计好的切口，切开上眼睑皮肤，剪除少量脂肪组织后间断缝合皮肤，形成皮肤皱褶。切开法同时可以修剪部分眼轮匝肌和眶隔脂肪，要点在于平整、适度。修剪去除臃肿的上眼睑脂肪，可以让眼部轮廓更加立体。

以性格温婉的感觉。

（2）宽度是指闭眼时重睑皱襞和上眼睑缘的距离。

前面已经提到，高加索人的重睑可以宽8～10毫米，而东亚人的重睑通常不超过8毫米。手术设计通常以眼睛内中1/3交界处为最高点，设计重睑宽度7～8毫米。一些女孩子本身存在重睑，但是宽度小于5毫米，是人们常说的"内双"，也要求通过手术重新调整宽度。是否选择宽大的"欧式双眼皮"，患者一定要根据自己的五官条件，慎重决定。好在越来越多的人已经意识到，大多数东亚人其实都不适用于过宽的重睑手术设计。

埋线法不需要切开皮肤，其基本原理是利用皮肤和组织对缝线的反应，在局部形成纤维粘连。这种粘连松解之后双眼皮就会变浅甚至消失，因此埋线法的手术效果一般只能保持几年。单针埋线采用连续缝合方法，就像以前农村的老人们缝被褥

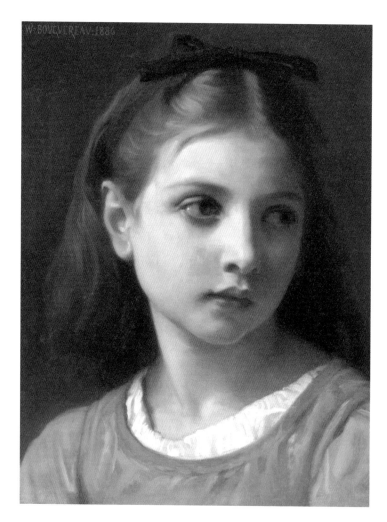

油画《一个小女孩》　　作者：威廉·阿道夫·布格罗

画中俊俏的小姑娘，重睑皱襞天生不太流畅，画家细致的笔触再现了这一特点。但是如果手术效果如此，来诊的患者一定不会满意，因此医生在进行手术时要按照术前设计一次成形，注意缝合并及时调整。

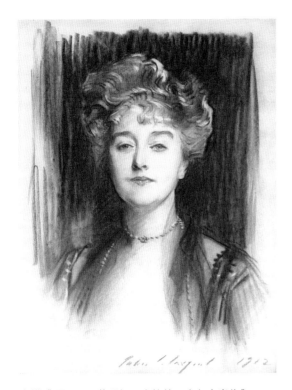

素描《玛丽亚·苏珊娜·康拉德·内尔克肖像》
作者：约翰·辛格·萨金特

图中女子双侧上眼睑不够对称，可以看出上睑提肌用力，使左侧眉毛抬高而眼睑没有上抬。我怀疑这名女子患有左侧上眼睑下垂。这种情况可以通过手术矫正。

那样，而多针埋线则一般只需缝合3～5针就可以达到效果。

切开法是按照术前设计好的切口切开上眼睑皮肤，剪除少量脂肪组织后间断缝合皮肤，形成皮肤皱褶的术式。尽管有多种微创改良术式，切开法重睑成形术仍然是最可靠的传统术式。

手术开始，术者捉刀如执笔，沿着术前设计好的线路切开皮肤，合乎书法大师中锋行笔的要求，提按使转，一气呵成。这样才能保证切口匀称一致，使形成的皮肤皱襞流畅自然。

在普通外科，最常见的弧形切口手术就是甲状腺手术。沿脖颈的皮纹做横向弧形切口，可以最大限度地减少术后瘢痕的形成，而且走行与皮肤纹路一致，细微不易分辨。切口好坏关系到术者的脸面，对整形外科来说尤其重要。切开上眼睑皮肤时按照术前设计一次成形，缝合时注意针脚距离对称一致，术中再根据效果及时调整缝线位置，就可以避免重睑皱襞不流畅、不对称的问题。

东亚人上眼睑的另一个形态特征在于，上睑提肌和眶隔融合位置较低，脂肪组织下降，于眼睑处堆积较多脂肪。这些眼周的厚脂肪层可以更好地适应东北亚的寒冷气候，但会使上眼睑显得饱满肿胀。重睑术同时可以修剪部分眼轮匝肌和眶隔脂肪，要点在于平整、适度。修剪去除臃肿的上眼睑脂肪可以让眼部轮廓更加立体，但是过度修剪会导致上眼睑凹陷。随着患者的年龄增加，皱褶加深，眼尾皮肤松弛下垂，这也是高加索人更容易凸显老态的一个因素。

2.上睑下垂矫正术

我们知道，完成一个睁眼动作主要是先由动眼神经发出指令，然后上睑提肌收缩，最后上眼睑上抬。因此神经肌肉功能还有上眼睑的长度出现问题都可能导致上睑下垂。

给上睑下垂的患者做体格检查时，我们发现有一些上睑下垂的患者为了保持视野清楚，双侧上睑提肌会同时用力，将眼睑继续上抬。结果就表现为患病一侧眼睑位置正常，而正常一侧上眼睑退缩。因此检查诊断的时候，我们可以遮挡患病一侧眼睛，再观察会发现正常一侧上眼睑下降到正常位置；去除遮挡，正常一侧眼睑又重新上抬。如果身边有朋友存在这种情况，可以尝试一下这种简单易行的检查方法。

假性上睑下垂是指多余上眼睑皮肤覆盖上睑，下压睫毛。这种情况只需要切除多余的皮肤即可。把切口设计在重睑皱襞上方，可以保留完整的重睑结构。有一种真性上睑下垂是因为提上睑肌过长，手术治疗原理是调整提上睑肌的长度，比如使用折叠技术来缩短上睑提肌长度。

还有一些健康的人虽然没有病理性的上睑下垂，但是希望自己的眼睛能够睁得更大，这种情况被称作亚临床型上睑下垂，为了美观也可以进行手术治疗。

3.眼袋切除术

下眼睑眶隔和眼轮匝肌以及皮肤一起作为遮挡屏障，可以防止眶脂肪松弛向前方疝出。随着年纪增长，这些软组织松弛，眶脂肪就会向前方突出，下垂呈袋状，而突出的脂肪袋上方会出现凹陷。

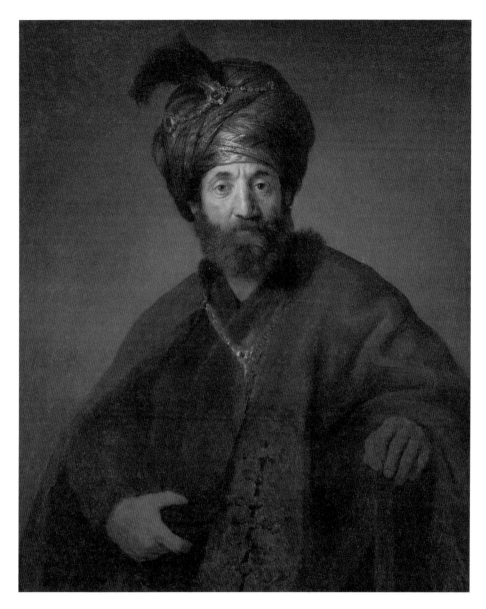

油画《穿东方服饰的男人》　作者：伦勃朗·哈尔曼松·凡·莱因

画面中主光由左前方射入，辅以正面柔光。鼻梁的遮挡形成暗影，映衬出左眼下方倒三角形的
明亮光斑。这是典型的伦勃朗式用光，营造出典雅肃穆的氛围。

如果重睑成形术、眼袋切除术去除了过多的脂肪，就容易出现图中老年男子这种问题：眼周皮
下脂肪少，皮肤薄，皱褶明显，皮肤松弛下垂。

最常见的眼袋治疗方法就是手术直接切除突出的部分。当然如果需要切除的部分过多，下眼睑会出现疏松凹陷。另外还有一些眶脂肪重排技术，比如折叠技术，可将突出的眶脂肪重新放置回原来正确的位置，然后缝合固定。这种方法可以使眼睑均匀自然，避免手术之后眼睑空洞凹陷。

4.外眦固定与外眦成形术

将外眦韧带上提，缝合固定到眶壁内侧，可以起到面部年轻化的效果，这就是外眦固定术。

施行外眦成形术可以修饰外眦的形态，使其更加自然，同时能够增加睑裂的水平宽度，使眼睛看起来更大一些。这种手术通过简单的小三角易位皮瓣术就可以完成。三角易位皮瓣术是一种非常实用的整形外科手术技巧。关于皮瓣设计，在后文中我们还会见到。

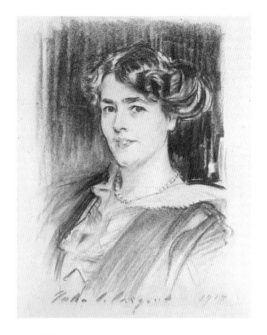

素描《莉莉安·伊丽莎白·米凯利斯夫人肖像》
作者：约翰·辛格·萨金特

如图中人物所示，随着年龄增长，外眦韧带松弛拉长，下睑下垂，皮肤组织出现皱褶，形成鱼尾纹。瞳孔下方的巩膜也会外露，显露出眼白。内外眦连线会由轻微上翘变为下降10°到15°。这种情况可以通过外眦固定术进行矫正。

第2章 鼻整形

鼻整形手术会改变审美平面，重塑与面部其他器官的协调美。

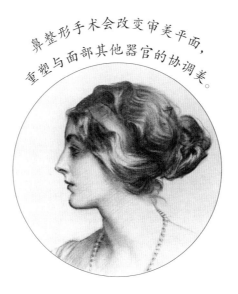

第1节 相得益彰：鼻主导五官协调

如果你现在去美容院咨询"隆鼻"，可能会更多地听到"鼻综合整形"这个名词。从业人员会觉得"鼻综合整形"这种说法更加高级，能在气势上压倒你。这当然可以说是在炒作概念，但是从中也可以发现名词变迁背后反映出来的理念的改变和技术的进步。

鼻综合整形通常是指鞍鼻（鼻梁塌陷状若马鞍而得名）、短鼻的整形技术，还包括鼻尖、鼻翼、鼻小柱等解剖结构的修饰调整，以及鼻整形手术失败后的再次修复。

鼻子是人面部正中最突出的结构，鼻整形手术会改变审美平面，重塑与面部其他器官的协调美。因此，更加广义的鼻综合整形技术还应该考虑到患者的五官基础特点，比如对鼻面角（鼻背与面部的夹角）和鼻唇角（鼻孔基底与上唇相交处）的改变，还有的患者会需要再次进行额头和下颏的调整。

我不止一次在飞机或地铁上看到有的女孩子虽拥有扁平柔和的面颅骨线条，却生得一个特别尖锐突兀的鼻子。

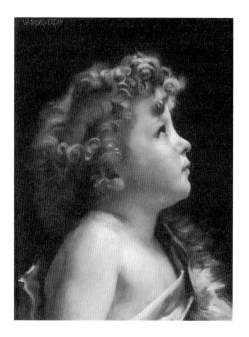

油画《童年的施洗者圣约翰》
作者：威廉·阿道夫·布格罗

图中幼儿的鼻软骨没有发育完全，所以看上去鼻梁短，鼻背塌陷，鼻尖圆钝。从颌面的发育情况来看，这个孩子长大后五官会变得舒朗大方。

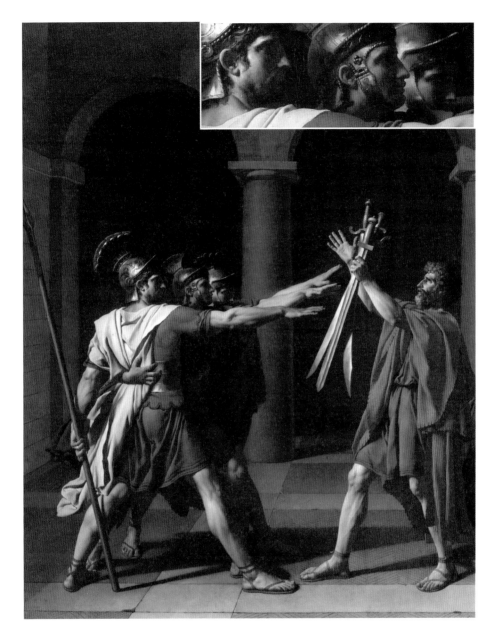

油画《荷拉斯兄弟之誓》局部　　作者：雅克-路易·大卫

罗马城的荷拉斯兄弟即将代表自己的城市与阿尔贝城的敌人格斗。画中的荷拉斯兄弟正在手持宝剑的老父亲面前宣誓。我们需要注意，画中三名男子的鼻面角和鼻唇角都不尽相同。他们鼻尖下垂明显，鼻唇角狭小，彰显出战士勇敢坚毅的性格。

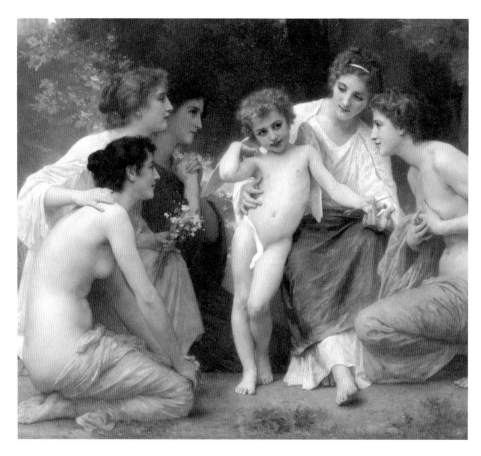

油画《赞赏》　　作者：威廉·阿道夫·布格罗

将画中人物的鼻面角和鼻唇角与前面《荷拉斯兄弟之誓》进行比较，可以发现面部结构对塑造
人物形象、性格的影响。图中女子的鼻面角和鼻唇角更大一些，彰显出女性的慈爱柔和。

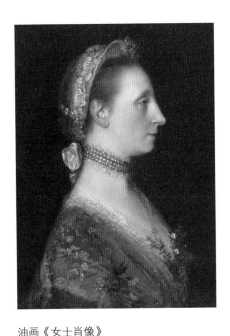

油画《女士肖像》
作者：托马斯·庚斯博罗

图中女子的鼻孔直径约占鼻高的1/2，通常这个比例应该为2/3。这种情况在今天更常见于失败的隆鼻术后。后缩的额头更突显出了过于肥大的鼻尖。

当我审视她们时，我还要小心打量，不让她们误会，以为我在觊觎她们的美色。

实际上，我都能想到这一幕是如何发生的。你们见过产品经理是如何把代码程序员搞崩溃的吗？一个心情迫切的女孩指着某张照片，要求整形医生"给我来一套"。如果这个整形医生恰好也是一个逐利的销售人员，最后的结果就是一出悲剧。

优秀的整形外科医师应该具备两方面的特质：既应该像建筑设计师那样，告诉你什么是高级的审美，应该怎么去做才能最大限度体现你的特质；还应该像结构工程师那样，告诉你这样的做法在技术上能不能实现。

为什么不同人种鼻梁高低、鼻翼宽度有所不同？这跟不同纬度人种对散热的需求有关。非洲、南亚等地气候炎热，原住民会有宽大的鼻翼，这有利于快速散热；而在北欧、西欧、东北亚等高纬度地区，气候干燥寒冷，当地人群鼻梁较高，有利于吸入的空气在细长的鼻腔中加热加湿。即使都生活在中国，从北向南，人群的相貌特征也有所不同。如果你去过海南，你不需要听口音，就可以轻易区分出哪些是本地人，哪些人是从北方迁徙过来的。

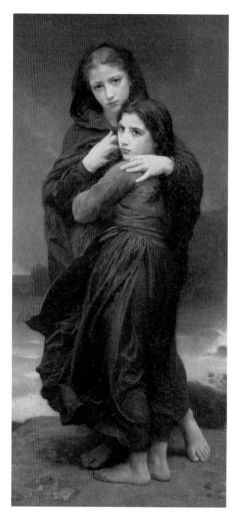

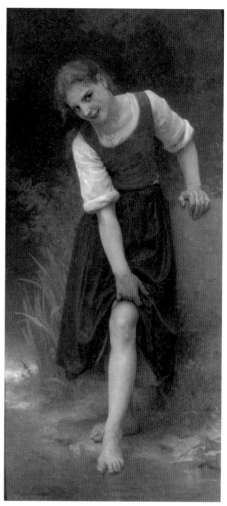

油画《风暴中》
作者：威廉·阿道夫·布格罗

图中两名少女都有典型高加索人的五官特征，小巧挺拔的鼻骨和眉骨相协调。调整眉骨和鼻骨都可能会影响内眦形态。纠正内眦赘皮需要考虑到患者有没有隆鼻的需求，通常的整形顺序是先处理鼻骨，再纠正内眦赘皮，调整重睑。

油画《涉水》
作者：威廉·阿道夫·布格罗

我们可以发现图中小女孩的鼻骨太高了，不过这对于高加索人来说并不突兀，因为有高眉骨、深眼窝以及突出的下巴与之相协调。但如果是一个东亚地区的女孩接受隆鼻手术，达到了这样的效果，就会是一场灾难。

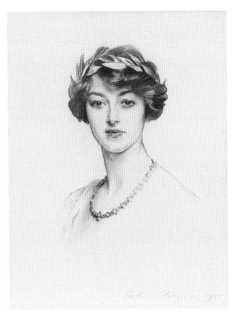

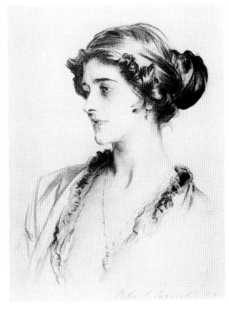

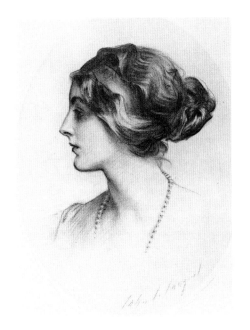

素描头像3幅《吉尔伯特·拉塞尔夫人》《霍勒斯·韦伯夫人》《温切尔西伯爵夫人》
作者：约翰·辛格·萨金特

萨金特的人物画像风格典雅细致，极受当时上流社会的欢迎。通过这3幅正侧面不同角度的人物素描，我们可以观察鼻根、鼻背、鼻尖、小叶、鼻小柱、鼻翼、鼻翼基底、鼻孔基底、鼻翼沟、翼颊沟等解剖结构。

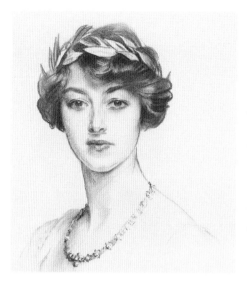
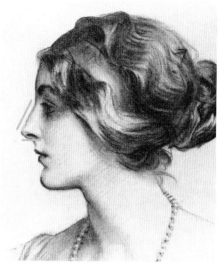

注意观察鼻尖突度与鼻长度和鼻翼基底宽度间的比例，见绿色实线所勾勒。理想的比例是，鼻尖突度：鼻长度＝0.67，鼻翼基底宽度：鼻尖突度＝1。

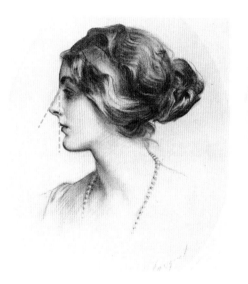
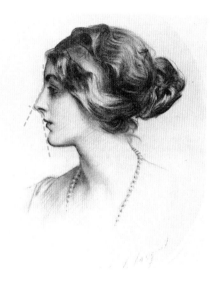

注意观察鼻面角、鼻额角（鼻根与额相交处）与鼻唇角，如绿色虚线3处夹角所示。

可以看见图中3名女子鼻孔直径都占到鼻高的2/3左右。在施行隆鼻手术的时候应该考虑到术后鼻孔形状的改变。我们有时候在马路上能够看见一些不太成功的案例：鼻尖高耸而鼻孔偏小，鼻孔直径只有整个鼻高的1/2。

为什么今天我们会觉得细窄的鼻翼更美？虽然人类学还不能给我们明确的答案，但能推测出或许是因为今天占据世界主流文明的民族都源自高纬度地区吧。

现在年轻女孩的审美观念已经从传统的审美标准向一种东西方融合的审美标准转化。我不止一次听到女孩们说自己想要有一只鼻尖微微上翘的鼻子。

钱锺书在《围城》里的那句戏谑："中国人丑得像造物者偷工减料的结果，潦草塞责的丑；西洋人丑像造物者恶意的表现，存心跟脸上五官开玩笑，所以丑得有计划、有作用。"反映出东西方种族人群在解剖结构上的些许不同。

高加索人鼻子更加肥大。在欧美和阿拉伯地区，有相当一部分人接受了驼峰鼻矫正或者缩小鼻骨的手术。这种手术需要适当切除鼻中隔，再使用骨锉逐渐切除鼻背的骨性驼峰，这种渐进式的去除方式增加了手术的可控性，优于以往使用骨凿直接去除驼峰的术式。

而中国人更容易出现短鼻、鞍鼻。由于中国人鼻翼软骨穹隆部有更多的纤维脂肪组织，鼻翼软骨发育不佳，多会形成鼻尖圆钝低平、鼻翼小叶突出、鼻翼较宽的解剖形态。

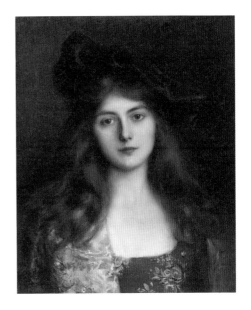

油画《年轻女士肖像》
作者：阿尔伯特·林奇

为什么鼻翼宽度有大小？这跟不同纬度的人群对散热的需求有关系。非洲、南亚等地的原住民会有宽大的鼻翼，而北欧、西欧、东北亚等地的人种鼻翼较窄。图中女子鼻翼细小，最受当今鼻整形界欢迎，但是许多人对此追捧得太过了。

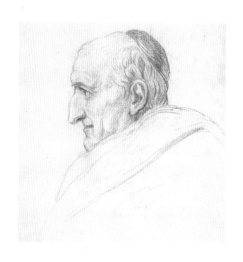

素描《巴尔托洛梅奥·帕卡》
作者：雅克–路易·大卫

在欧美和阿拉伯地区，有相当一部分鼻整形手术是缩小鼻骨。这类手术使用骨锉逐渐切除鼻背的骨性驼峰（图中人物鼻背突起处），这种渐进式的去除方式增加了手术的可控性，优于以往使用骨凿直接去除驼峰的术式。

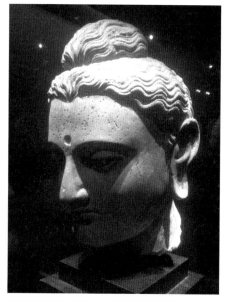

犍陀罗佛像雕塑　　本书作者拍摄

这是一尊公元1—3世纪的犍陀罗佛像。亚历山大大帝东征印度次大陆后，希腊文化与当地佛教艺术相融合，产生了希腊化的犍陀罗佛像。如图所示，可以看见佛像眼窝深陷，眉骨高耸，和鼻根相连。这种艺术上的夸张设计反映出了不同于东亚人的面部解剖结构特点，可以和后来唐宋时期完全汉化的佛像艺术造型相对比。

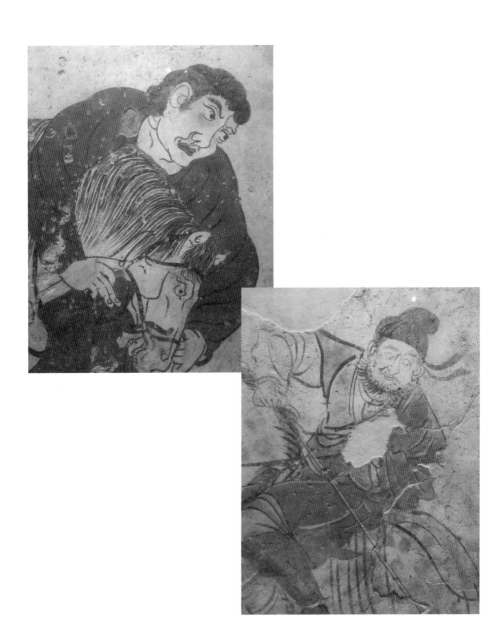

壁画《胡人备马图》及《胡人打马球图》局部　　本书作者拍摄

《胡人备马图》出自陕西省礼泉县昭陵韦贵妃墓壁画（上图），《胡人打马球图》出自陕西省富平县李邕墓壁画（下图），两幅壁画成画时间在公元7—8世纪。壁画中的男子高鼻大目，符合我们对西方人的典型印象，但是在盛唐时期无名画家的笔下，却看不出有任何俊朗之处。

第2节　损有余而补不足：鼻整形术式

至少在十几年前，中国人做鼻整形手术还喜欢植入"L"型假体，包括硅胶假体和膨体聚四氟乙烯。这种假体的好处在于可以批量生产，容易获得，植入手术简单，患者不需要承受额外的病痛与损伤。问题是和自身软骨相比，这种假体容易出现感染、移位、轮廓外显和异物反应。

近几年来，自体软骨移植越来越成为鼻整形术中的首选，可选择的部位包括鼻中隔软骨、肋软骨和耳软骨。使用自体软骨的好处在于感染风险低、组织相容性好，但是需从自身取出，所以患者要承受额外的创伤，而且软骨有吸收变形的风险。

鼻中隔软骨本身是支架结构，如果取出过多就可能导致鼻背塌陷，因此获取量的面积一般不超过3厘米×1厘米。对于鼻中隔偏曲的患者，在治疗鼻中隔偏曲、改善通气的同时，获得的鼻中隔软骨可以用来做鼻中隔延伸或者外置移植到鼻背或鼻尖。

耳软骨一般从耳郭中取出，不影响耳朵的外观，取出量面积一般不超过3厘米×2厘米。耳软骨是弹性软骨，其柔软的特性适合于鼻尖塑形。

能够大量获得的就是肋软骨了，但是切取肋软骨有损伤胸膜的风险，而且存在术后疼痛。最大的问题在于，肋软骨特别容易卷曲变形。有文献指出，高达5%以上的患者术后会发生软骨变形，而最早的变形甚至在手术后15分钟后就可能出现。

整形医师为对抗变形想出了很多办法。如"中心雕刻法"，是指去除肋软骨周边部分，只保留中心部分，然后使用盐水浸泡。由于软骨中心部分各个平面受力均衡，就不易弯曲变形了。

国外的整形领域还流行一种做法，把肋软骨打碎成直径0.5～1毫米的颗粒，外面用纤维素膜或者筋膜包裹，然后进行填充。这种移植物因为像外覆糖粉的软胶，所以有个可爱的名字——"土耳其软糖"（Turkish delight）。但这种做法适用于填充量不大的情况，而且细碎的颗粒容易被吸收，不能起到精准塑形的作用。

所以，现在谈到对短鼻畸形患者的鼻综合治疗时，最流行的做法是进行鼻背移植、鼻小柱支持移植、鼻中隔延长移植。鼻背、鼻小柱、鼻中隔等处一般移植自体肋软骨以起到支撑的作用，鼻尖则可以植入更加柔软的耳软骨。

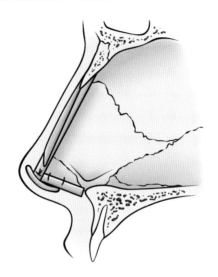

短鼻畸形患者自身软骨假体移植示意图

插图作者：李一琳

短鼻畸形患者可以进行鼻背移植、鼻小柱支持移植、鼻中隔延长移植来改变鼻外形。一般鼻背、鼻小柱、鼻中隔等处采用自体肋软骨移植，鼻尖则可以植入更加柔软的耳软骨（图中绿色条状部分为植入的自身假体）。此外再联合鼻软骨缝合技术，修饰鼻尖外形，达到更佳的手术效果。

鼻尖缝合技术可以通过调整鼻外下侧软骨轮廓来改善鼻尖外形。不同的缝合技术，适用于不同的解剖特征。常用的穹隆间缝合技术可以固定并增加鼻尖突度，适用于改善鼻尖圆钝的情况，也就是老百姓常说的"蒜头鼻"。而内侧角鼻中间隔缝合技术可以改变鼻尖旋转角度，适用于改善鼻尖下垂的情况，调整为很多年轻女孩喜欢那种轻微上翘的鼻尖。

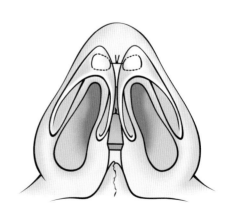

鼻尖穹隆间缝合技术示意图

插图作者：李一琳

图中所示的穹隆间缝合技术可以固定并增加鼻尖突度（图中缝线打结处），中间绿色的部分为鼻小柱处植入的假体，起到支撑作用。

至于注射交联透明质酸（俗称玻尿酸）或者自体脂肪也是目前流行的一种微创方案，然而一旦注射失败，玻尿酸进入血管，就有可能导致局部皮肤组织坏死、动脉栓塞甚至失明和卒中。我们在后文中还会做专门的介绍。

总的来讲，要想在手术治疗后获得长期的效果，就应该避免对抗应力，因此重新构建力学平衡是最重要的。有些整形外科医生尝试在鼻整形方面应用线雕技术，他们的失败就是因为违背了力学原则。

第3章　颌面整形

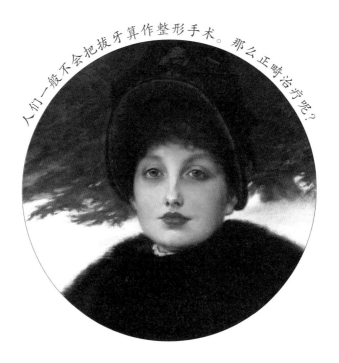

人们一般不会把拔牙算作整形手术。那么正畸治疗呢?

第1节 长度与夹角：颌面测量

相貌的"正态分布"

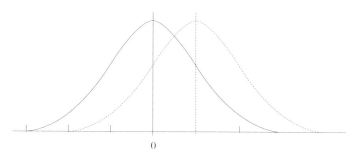

正态分布曲线示意图

正态分布曲线的形态由两个参数决定：均数与标准差。均数就是分布曲线的对称轴位置，标准差决定了曲线起伏高低，反映的是集中趋势。均数为0，标准差为1的正态分布叫作标准正态分布。如果一个人群的"颜值"满足正态分布并且升高了，那么平均值向右移动。

我觉得不管从事什么专业，学一学统计学都没有坏处。并不需要精通，有一些初步的了解就可以防止被形形色色的数据所欺骗。数据很重要，对数据的解读更加重要。

正态分布是统计学入门时会学习到的一个基本概念。一般来说，人体的解剖数据也符合正态分布，因此大部分人的容貌都处于居中水平，属于不丑也不美的中间类型。特别难看和特别俊美的相貌都属于小概率事件，排列在正态分布曲线的两个极端。"增之一分则太长，减之一分则太短"，这种情况在现实生活中是不存在的。

我们观察那些在改革开放初期就进入中国的外国人，或者刚刚来到贫困地区支边支教的城市青年，从他们和当地人的合影当中，我们可以轻易分辨出哪些是外来的客人：他们身材高大，相貌英俊，展示出自信又迷人的笑容。毫不奇怪，经济文化的巨大差异导致了这一切。

一个地区经济发展，文化水平普遍提高，大众对自身健康、美貌的重视与投入可以使这个地区的人群整体的相貌变得更好看——整体数据仍然属于正态分布，只不过整体平均值向着更好看的那个方向移动了。

根据人群面部软组织的平均测量值可以模拟画出"平均脸"。有人说这就是最美的人类面孔，这种说法当然不对。如果有人不信，可以自己去看一下电脑合成的"平均脸"模拟照片。这些合成的面孔只能说端正大方，没有明显缺陷，但绝对称不上艳惊四座。"平均"这个概念本身就意味着不坏，但也不是最好的。

还有一个问题，我们是根据哪一部分人群得到的平均脸呢？是东亚人，还是欧美的高加索人？即使在非洲内部，不同地区的人群特征也明显不同。在北非，历史上的柏柏尔人和阿拉伯人融合形成了今天的摩洛哥人。摩洛哥人具有很多阿拉伯人的相貌特点，比较符合我们今天主流的审美标准。而从东非的埃塞俄比亚人到中非的班图人，种族面貌特征差异则更加巨大。

很显然，在各地人群不同种族之间，面部软组织平均值存在明显差异。全球化进程中，我们的审美观念也在不断发生改变。所以我们能够看到这样的现象：有的明星，大众对其容貌能够广泛接受；而个别明星，其容貌会在大众中获得两个极端的评价。口味挑剔的观众会说"他/她不是我的菜"。

对个人来讲，美是一个极其主观的概念。而一个种群，对人体美的评价则具有一定的共性。整形医生希望能够科学地寻找出一定的客观规律，从而制定手术目标。

审美平面与标志点

如何评估容貌美丑呢？如何对容貌的美丑进行定量研究呢？没错，就像是中学时代那些喜欢冲着同学吹口哨的坏孩子经常做的那样——给别人打分。随意给人打分当然不好，不过，在科学研究中要想评价容貌美丑，也是让受试者对人像照片进行评分。

比如，在电脑上把一个人的下巴按照高低前后位置逐渐进行微量的调整，生成一系列照片。面部轮廓上只需要几毫米的调整，就能极大地改变一个人的相貌。我们的眼睛对此极为敏感。因此，在一群人对这些不同的照片进行打分排序后，我们就能知道，侧貌的鼻—唇—颏的相对位置发生怎样的变化，才能符合大部分人的审美。

关于人体美的标准，我们可以追溯到古希腊著名雕塑家波利克里托斯在公元前5世纪制订的人体标准比例，后来的新古典主义规范更是强化了"黄金分割率"这一概念，认为人面部的众多解剖数据都应满足0.618这一黄金分割比例。比如鼻翼宽度与口角间距之比应该为0.618；口角间距与两眼外眦间距之比也应该为0.618；等等。直到今天，我们还能够不时地听到这样的说法。实际上，黄金分割率并不准确，很多时候更像是"先打枪后画靶"，将这一规律强行套用于人体。

半个多世纪以来，口腔正畸和颅颌面外科专家不断提出许多用于评价面部轮廓的审美标准。当然，制订的美学标准越多，越说明这件事具有复杂性和不确定性。网络上对此也有众多意见，纷繁复杂却不得要领。

我们先介绍一下具有代表性的面部标志点和审美平面。

表3.1　面部标志点

眉间点	前额最前点
鼻根点	额鼻之间的最凹点
鼻下点	鼻小柱与上唇交点
颏前点	颏中线最突出点

表3.2　审美平面

0°子午线	在鼻根点作的一条垂线
上面平面	眉间点至鼻下点连线
下面平面	鼻下点至颏前点连线
E线	鼻尖和颏前点的连线
H线	上唇突点和颏前点连线，鼻下点和H线的距离反映了面中部的立体程度
面突角	由上下面平面构成。男性一般为$-11° \pm 4°$；女性一般为$-13° \pm 4°$

E线就是瑞氏（Ricketts）审美平面，是鼻尖和颏前点的连线。瑞氏审美平面是大家最熟悉的审美平面。很多人以为侧面的鼻尖、上唇尖、颏前点应该在一条连线

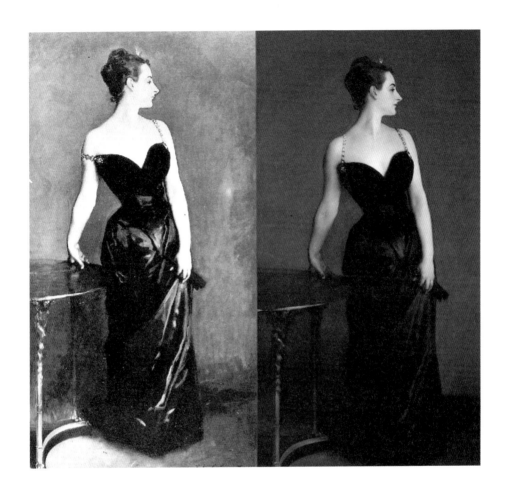

油画《X夫人》　　作者：约翰·辛格·萨金特

左图为原作《高特鲁夫人》，因为受到广泛批评——当时的批评家们认为滑落的肩带伤风败俗，于是萨金特将其修改为右图，重新命名为《X夫人》。

鼻尖与下颌的连线被称作瑞氏审美平面，从图中女子侧脸可以看出，上下唇最突出点均位于该连线的后方，高加索人当中的美人常具有这样的颌面特点。

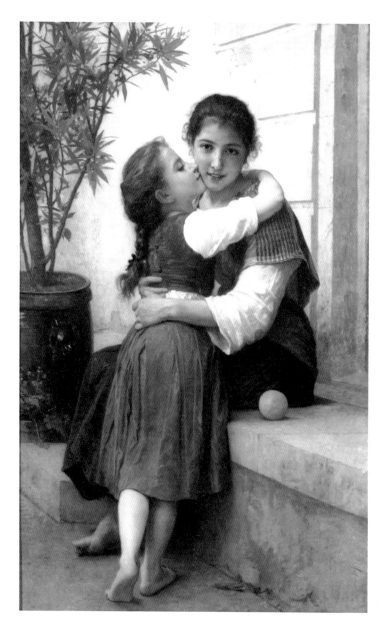

油画《依偎》　　作者：威廉·阿道夫·布格罗

布格罗是19世纪法国著名学院派画家，一生坚持传统的唯美主义学院派风格。在唯美学院派画家笔下，左侧的小女孩拥有几近完美的侧貌。

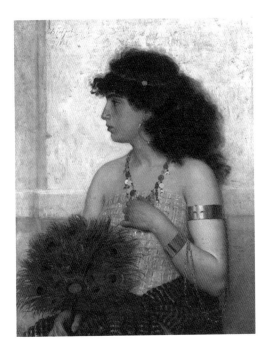

油画《以斯帖》

作者：维克多·阿列斯克罗维奇·博布罗夫

图中女子的侧脸，上下唇最突出点与鼻尖及下颌连线大致成一条直线。这种侧貌结构在东亚民族更常见。很多人误以为只有这种"三点一线"才符合侧貌美学特点，这是不对的。实际上根据调查，许多人更喜欢《X夫人》中那种鼻唇颏的对应关系。

上，其实是不对的。虽然东亚人当中有不少人具有这样的侧貌特点，但实际上我们仔细观察会发现，在那些大家觉得最好看的人当中，下唇位于E线后方0~4毫米，上唇比下唇还要略微靠后一点，这一数据在不同人种中也有一些区别。

面型分析

在一些电影当中，我们可能看到有人拿着尺子和角规煞有介事地去测量别人的头骨的场景。这是谈到颅颌面人体测量时我们容易想到的场面。

在口腔科，医生一般不会再直接使用直尺和角规去测量了，而是利用专业软件对X光照片进行测量，这是口腔正畸医生的必修课，叫作头影测量。对于咬合畸形，比如反颌（俗称"地包天"），需要区分究竟是下颌前突还是上颌后缩，是骨性畸形还是牙性畸形。这都有赖于精准的头影测量。

我们在这里介绍一下施瓦茨（Schwarz）分类标准，这是一种简单的面型分析方法，具有较强的实操性。读者朋友可以按照此标准为自己或者朋友的侧貌特点做一下分类，供大家自娱自乐。

先在鼻根点和眶下点分别作两条向正下方的垂线。

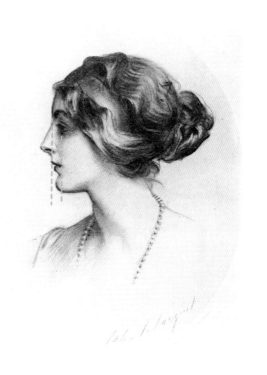

素描《温切尔西伯爵夫人》
作者：约翰·辛格·萨金特

按照Schwarz分类标准，我们先过鼻根点和眶下点分别作两条垂线。
图中女子鼻下点突出于鼻根点垂线，而颏前点在两条垂线之间，一般认为这是最佳的颌面结构：突面直颌型。

表3.3　面型分类

突面型	鼻下点在鼻根点垂线之前
凹面型	鼻下点在鼻根点垂线之后
直面型	鼻下点在鼻根点垂线之上

表3.4　颌型分类

直颌型	颏前点在鼻根点和眶下点两条垂线之间
前倾型	颏前点在鼻根点垂线之前
后倾型	颏前点在眶下点垂线之后

3种面型跟3种颌型相结合，因此理论上有9种组合。根据大众的普遍评价，略呈现为突面型才符合大众审美，其中最好看的当属突面直颌型，其次是突面前倾型。

现代颅颌面外科起源于20世纪60年代的法国。我们能够完成颅颌面外科手术基于一个重要的原理：颅颌面的骨头截断之后可以分块移动，按照整形修复原则重新排列固定，而且不会损害血管与神经。

在生活中可以看到，有些人的面部轮廓和五官单看并不美，但是整体感觉却并不糟糕，这是因为五官整体的协调性非常重要。

另外，软硬组织的生长不是完全契合的，机体软组织具有代偿机制：当硬组织存在某种畸形时，软组织有通过改变自身厚度来掩盖颌骨和牙齿畸形的趋势。

所有这些情况增加了正颌外科的复杂性。现代计算机模拟技术和颅颌面外科相结合，发展出了虚拟外科手术，可以在真正手术之前进行测量、设计和预测，从而获得更加精准的治疗效果。

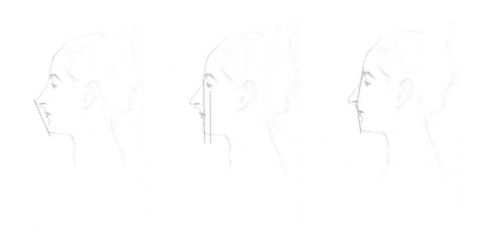

素描《高特鲁夫人头像》　　作者：约翰·辛格·萨金特
左图：上唇最突出点位于E线（鼻尖和颏前点连线）后方。
中图：由鼻根点和眶下点分别作垂线。鼻下点位于鼻根点垂线之前，颏前点略微超过鼻根点垂线，可见高特鲁夫人为突面前倾型。如果是男性，前倾型的颌面能够反映出勇猛坚毅的气概。
右图：眉间点至鼻下点连线构成上面平面；鼻下点至颏前点连线构成下面平面。由上下面平面构成面突角。男性面突角一般为−11°±4°；女性一般为−13°±4°。

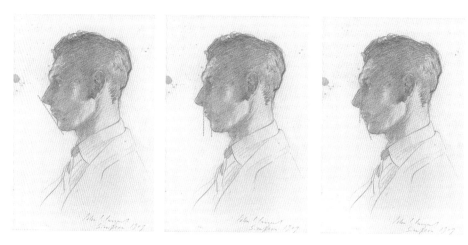

素描《伦纳德·哈里森肖像》　　作者：约翰·辛格·萨金特

图中男子鼻下点大致位于鼻根点垂线之上，而颏前点在眶下点垂线之后，下颌轻微后缩，面型属于直面型，颌型属于后倾型。

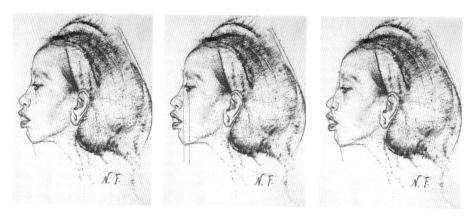

素描《女子头像》　　作者：尼古拉·费欣

图中女子按照Schwarz分类标准属于突面前倾型，中面部过于突出，上下唇都突出于瑞氏审美平面，存在牙性和骨性突嘴，需要正畸正颌治疗。

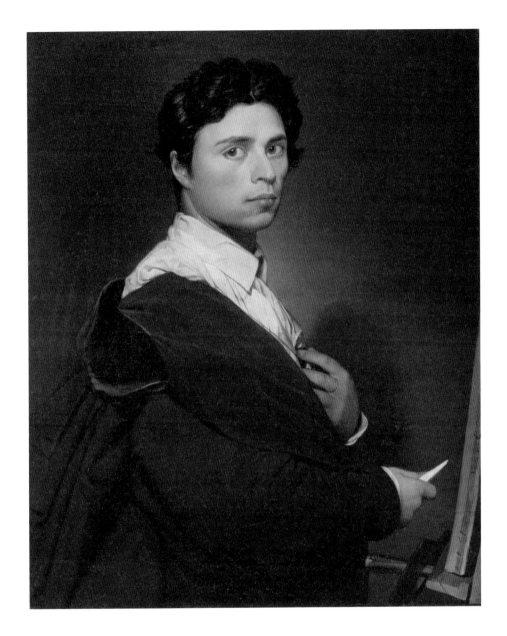

油画《安格尔自画像》　作者：让·奥古斯特·多米尼克·安格尔

安格尔嘴唇紧闭，有轻微的嘴突。但是我们看惯了布格罗的唯美画风，反而会觉得这样专注的表情更有魅力吧。我见过一个漂亮的女孩正畸之前的照片，和正畸之后精致姣好的面容相比较，那时轻微的嘴突还没有矫正，因为这一点点缺陷，摄影师反而捕捉到几分倔强迷人的表情。

第2节　前突与后缩：颌成形手术

小下颌畸形

"食不厌精，脍不厌细。"

在古代，普通劳动人民恐怕没有机会坐下来慢慢享用精细的美食，他们通常只能用力咀嚼各种粗纤维食物来填饱肚子。我们远古的祖先在无法取火烹饪的情况下甚至只能吃生食。进食粗糙的食物会刺激下颌骨发育，所以粗大的下颌骨会给我们勇猛坚毅的印象。

现代人类的饮食已经越来越精细。如果家长只给幼儿喂食各种精细食物，就会影响孩子的下颌骨发育，导致下颌短小。智齿本来是古代人类在牙齿脱落坏死之后的储备，但是口腔卫生的进步使我们在成年后不再有牙齿坏死脱落的担忧。在小下颌所形成的空间内，下牙空间拥挤，牙列不齐，智齿不能正常萌出，就会挤压其他健康的牙齿，因此倒伏阻生的智齿必须被拔除。

幼儿在生长发育时期，如果因

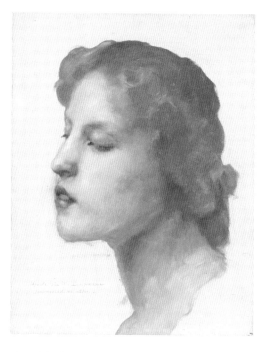

油画《女性头像习作》
作者：威廉·阿道夫·布格罗

图中女子嘴唇微启，下颌略有后缩，鼻骨高耸。我怀疑这个女子在幼年时期可能患有严重的鼻炎，呼吸不畅，因此养成了张口呼吸的习惯。这幅画说明长期的轻微缺氧会影响面部发育。

为鼻炎、腺样体增生等情况导致鼻塞缺氧、长期张口呼吸，其面部发育也会受到影响，表现为上颌突出，下颌短小。这种相貌具有非常明显的特点，被称作"腺样体面容"。

小下颌人群在年老的时候，随着脂肪组织增厚，肌肉松弛，容易出现鼾症。打呼噜时发出的毫无规律、具有强大穿透力的噪声会让同寝的人深恶痛绝。不过打呼噜可不意味着睡得香，而是气道受阻的表现。

人睡眠时，长时间的缺氧会降低其睡眠质量，所以很多老人容易出现白天疲劳嗜睡的症状。针对这种情况，现在已经有很多家用型的无创呼吸机可以使用了。睡眠时把呼吸机的面罩戴上，可以给气道施加一定正压，有效改善气流受阻和缺氧。

小下颌的另外一个问题，就是形成困难气道。"困难气道"是麻醉医学的一个术语。在急救、全身麻醉的时候需要人工通气，如果由于各种原因导致人工通气和气管插管困难，造成上气道梗阻，就会危及生命，这对麻醉医师来说是一个严峻的挑战。在手术前一天常规访视患者的时候，那些年轻的麻醉医生如果发现自己的患者存在困难气道，可能就会焦虑得一宿睡不着觉。

为了区分上下颌在前后方向的错位关系，美国口腔正畸医生爱德华·哈特利·安格（Edward Hartley Angle）在1899年就根据上下颌第一磨牙相对位置提出了经典的分类方法——Angle错颌分类法。

表3.5　Angle错颌分类

Ⅰ类	正常咬合
Ⅱ类	下颌磨牙靠后，下颌后缩
Ⅲ类	下颌磨牙靠前，下颌前突

大量的问卷调查显示，人们普遍认为，下颌后缩属于比下颌前突更难接受的下面部缺陷。在处理咬合关系的同时，口腔正畸也可以改变下颌形态，尤其是针对还处于生长发育期的青少年。

对于单纯的下颌短小，如果不涉及咬合错位，可以通过注射、填充的方式来改

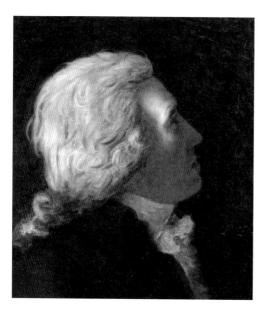

油画《贝特朗·巴雷尔肖像》
作者：雅克－路易·大卫

图中人物存在明显的反颌，民间俗称"地包天"。根据严重程度，可以选择正畸技术或者下颌前部根尖下骨切开术解决这类问题。

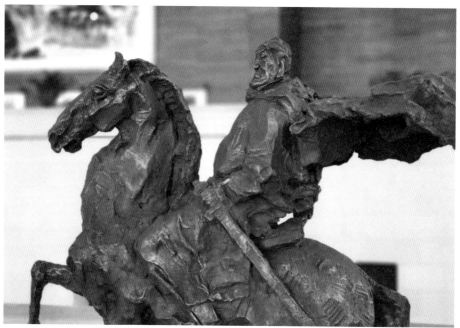

雕塑《朱元璋》　　作者：吴为山　　本书作者拍摄

虽然有很多艺术作品、影视作品都把朱元璋描绘成下颌肥大前突的丑陋形象，但是也有记载朱元璋其实是英俊的伟丈夫。不管怎样，人民群众普遍认为起于草莽的帝王骨骼清奇才具有戏剧效果。吴为山雕塑的朱元璋像就按照这种民间传说做了面部特征处理，真是威风凛凛。

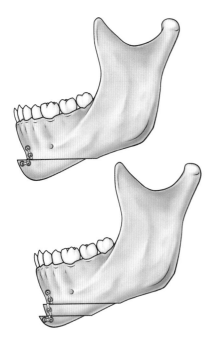

颏迁徙手术示意图
插图作者：李一琳

下图这种阶梯式的截断方式适用于严
重的颏短小，和上图单次截断方法相
比较，术后触感会更加自然。

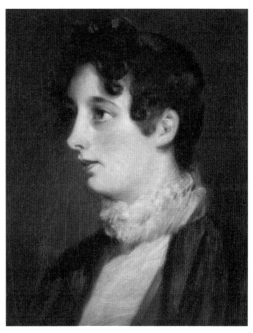

油画《劳拉·莫布雷肖像》
作者：约翰·康斯太勃尔

图中女子存在轻微的下颌后缩，这种情况下如果没
有咬合关系错位，可以通过植入假体进行外形矫
正，植入物可以选择自体脂肪或者硅胶假体等。

善形态，植入物包括自体脂肪和硅胶假体。

　　而对于比较严重的颏短小，还可以通过截骨的方式进行颏成形术。方法是截断
下颏（单次或者阶梯式截断），并将其向前拉伸固定。如果对于严重的颏短小情况仍
然使用单次截断的方法矫正，术后仔细触摸颏部就会有一点不自然的凹陷感，因此
应对这种情况更适合采用阶梯式的分次截断法。

　　要想前徙或者后缩下颌骨，需要做下颌截骨，其经典术式为矢状劈开截骨术。
这种方法并不是直接截断下颌骨，而是纵向劈开下颌骨然后牵拉固定，这样做可以
保留其中走行的血管和神经，使它们不受损伤。这个术式真是一项开创性的发明，
如果把使用锯、凿、钻的骨科医师比喻为木匠，那么这个术式就会让我们想起中国
传统建筑营造业传承下来的卯榫结构。

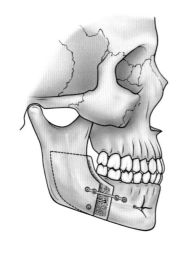

下颌升支矢状劈开截骨术示意图
插图作者：李一琳

人体解剖学中，矢状是指前后方向。
下颌处大血管和神经沿此方向分布走
行，矢状劈开下颌骨就可以避免损伤。

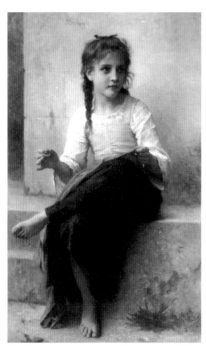

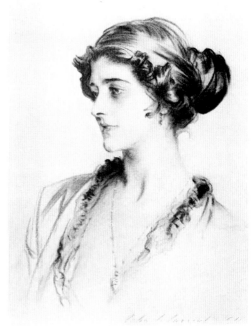

左图 油画《缝裙子的女孩》 作者：威廉·阿道夫·布格罗

右图 素描《霍勒斯·韦伯夫人》 作者：约翰·辛格·萨金特

高加索人的颏部高度和突度通常较东亚人更大。通过观察这两幅画，可以对正处于青春发育期
的少女和成年女性的下面部解剖特征进行比较。

经过眉间点和鼻下点作一条连线，经过眉间点和颏前点再作一连线，两条连线的夹角约为11°，这就是颏部突度。颏部高度应该是下唇高度的2倍。按照颏部宽度的美学标准，女性颏部宽度应该与鼻翼间距相当，而男性颏部宽度应略短于口角间距。对于颏部的形态，欧美国家的男性特别中意于方形，他们觉得这样最富有男子气概，还有人要求专门在颏部最下缘中间做出一点凹陷来，被人戏称为"屁股下巴"。如果你不能完全理解我说的是什么，去看一看好莱坞男明星们的相片就明白了。

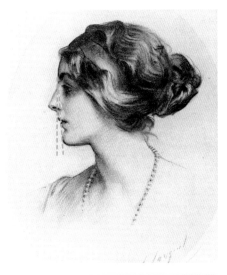
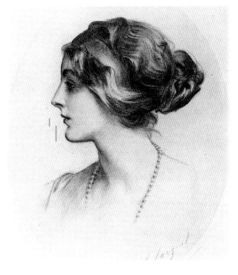

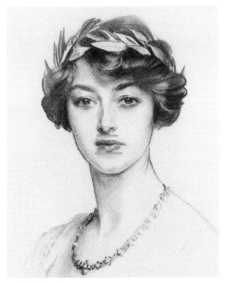

素描《温切尔西伯爵夫人》《吉尔伯特·拉塞尔夫人》　作者：约翰·辛格·萨金特

我们仍然使用萨金特的人物素描来说明颏部的解剖特征。测量颏部突度时，先经过眉间点和鼻下点作一条连线，再经过眉间点和颏前点作一条连线，两条线夹角就是颏部突度，约为11°（上左图所示）。颏部高度约为下唇高度的2倍（上右图所示）。女性颏部宽度应该与鼻翼间距相当（下图所示），而男性颏部宽度应略短于口角间距。

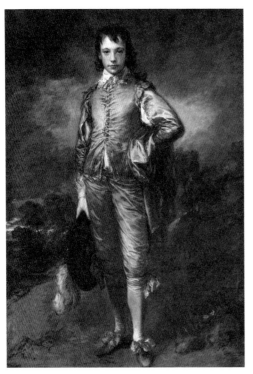

油画《蓝衣少年》
作者：托马斯·庚斯博罗

英国皇家美术学院院长雷诺兹认为冷色调，特别是蓝颜色不能多用，更不能用到画面中间的主要位置上。于是庚斯博罗创作了这幅《蓝衣少年》对此进行反驳。图中这个服饰华丽王子般的少年，是一个富有的工厂主的儿子。他眼神坚毅，气质高贵，下颌发育程度已经接近成人。

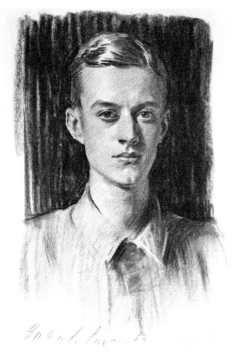

素描《昆西·亚当斯·肖二世肖像》
作者：约翰·辛格·萨金特

图中年轻男子有一个"屁股下巴"，在欧美国家群众的审美中，这种下巴是容貌英俊的象征。

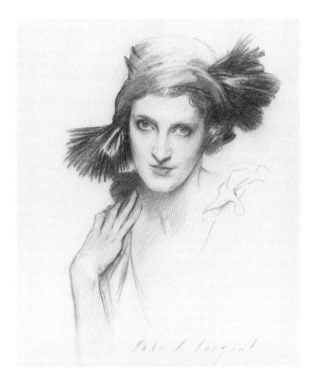

素描《黛西·法罗肖像》
作者：约翰·辛格·萨金特

如果女性长有过宽的颏部，可能会显得男性化，缺少妖媚，如图中人物所示。这种情况在高加索人中更多见。

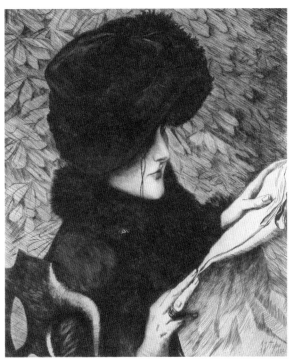

素描《读报的贵妇》
作者：雅姆·蒂索

图中女子颏部的高度和突度都略大，彰显贵气。但是如果东亚人也有这样的长下巴，就有点儿不搭了。在飞机上无聊时我会观察来回逡巡的空乘小姐，结果发现一趟航班上，经常会有好几个空乘都植入假体或注射隆颏。虽然在我看来手术效果略有夸张，但是她们在这个小群体里会相互影响，形成一致的审美观念。

如果一位女士拥有宽大的下颌外形，则会显得不够妩媚。我认识一位漂亮的女孩，她对自己的外貌特别不满意的地方就是自己的方下巴，她期望自己的外形能更妩媚婉转一些。但她对手术治疗的态度和我一样，只敢过过嘴瘾。我建议她尝试一下英姿飒爽的风格，就像20世纪90年代的林青霞，一改琼瑶电影中清纯少女的形象，以男装扮相在新武侠电影中成功转型，令广大影迷魂牵梦萦。

中面部凹陷与突嘴

中面部的凹陷与后缩会导致面型扁平化，有些中下面部不饱满的客户去美容院就诊，如果碰巧接诊的外科医师缺少正确的颌面解剖知识，就会导致患者错误地接受隆鼻手术，而实际上这种情况应该施行中面部增高术。

造成突嘴比较常见的原因是上颌前突，既可以分为单一牙性或者骨性原因，也可以同时存在牙性和骨性前突。上下颌同时存在前突的情况被称为双颌前突畸形。

在上颌骨正畸手术中，最经典的术式是LeFort Ⅰ型截骨术，这种术式可以前徙或者后移上颌骨牙弓。此外，也可以将上颌骨切为几块来满足手术要求，或者配合

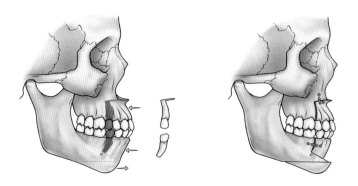

双颌前突畸形手术矫正示意图　　插图作者：李一琳
上下颌同时存在前突被称作双颌前突畸形。如果患者的突嘴是骨性问题，手术方式是将上下颌骨截断后缩，这需要把尖牙后面的那一颗前磨牙（第一前磨牙）拔除，才能留出操作空间。所以当明星宣称是因为拔牙而明显改变脸型的时候，围观群众要有自己的判断力。

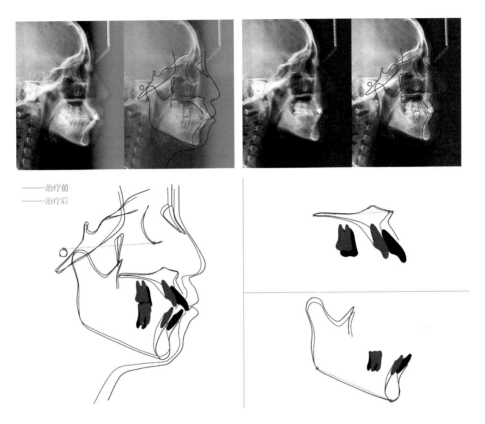

突嘴患者正畸治疗前后X光片　　　徐巍娜医师供图

上左图为治疗前X光头影，可以看见患者上下颌都存在明显的牙性前突。上右图为治疗后X光头影。下图为正畸治疗头影测量描记图。黑线为正畸治疗前的头影测量描记，可见明显龅牙和嘴突。蓝线为治疗后头影描记，咬合关系矫正良好。

下颌手术一起完成双颌治疗。

　　很多时候，患者的牙齿和颌骨都需要进行纠正，这称作正畸正颌联合治疗。近十几年来，有很多颌面外科医生越来越推崇"手术优先"方案。传统上我们先进行牙齿矫正，然后通过手术矫正颌骨畸形，术后再次牙齿矫正。手术优先方案则以治疗颌骨畸形为第一步，再纠正牙齿咬合关系，此时牙齿与颌骨组织吸收重建，成骨细胞、破骨细胞活动性增高，牙齿加速移动。手术优先方案可以迅速改变面容，将平均治疗时间缩短7个月。

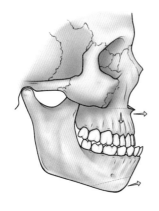 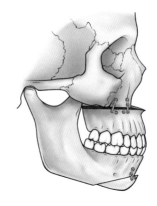

LeFort Ⅰ型截骨术示意图　　插图作者：李一琳

如图所示，采用LeFort Ⅰ型截骨术将上颌向前拉伸，同时实施颏前移成形，解决中面部凹陷、后缩的问题。

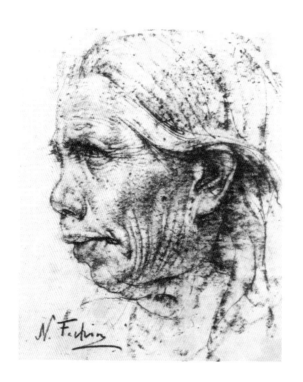

素描《老年印第安妇女》
作者：尼古拉·费欣

图中这位印第安妇女存在严重的上颌骨性前突伴有小下颌畸形，可以采用LeFort Ⅰ型截骨术后移上颌骨牙弓，同时前徙下颌。这种情况需要做正畸正颌联合治疗来处理咬合关系。

人们一般不会把拔牙算作整形手术。那么正畸治疗呢？似乎就不太好说了。如果同时还做了截骨手术，大家就会一致认为是整形了。

大众现在对整形手术确实越来越认同，当有姑娘为了美貌而承载痛苦与风险，最终获得成功的时候，往往会获得一片赞誉。当下人民群众所嘲笑的其实是娱乐明星那种企图愚弄大众而表现出的心口不一。

第3节　方圆之间：下颌角成形

传统观念中，我们通常会认为妩媚乖巧的东亚女性更适合鹅蛋脸和瓜子脸，顺滑的下颌角线条能够凸显女性的柔美。但实际上，我们欣赏一百多年前法国学院派画家威廉·阿道夫·布格罗的画作时，同样也能看到低眉顺眼的少女和柔滑的下颌角弧线。

在今天女权主义高涨的欧美国家，有一部分人认可方形脸女性所代表的独立坚毅的品质，过于精致小巧的脸型难以支撑雍容华贵的气场。所以我们能够看到，不少欧美影视女星长有一张方脸。出现这种情况一方面是因为欧美人群中面部线条硬朗的人所占比例本就更高，另一方面也因为西方文化和审美对此有更加广泛的接受。

我个人对参差多样的形态美持有更包容的态度。20年前，在我中学时代的女同学当中，有一个女生就具有比较明显的方形下颌角，那是一种俊美的少女形象。但是随着年龄增长，面部骨骼发育重塑，十几年后我再次端详她时，方形下颌看起来似乎就有一点粗犷的感觉，不再那么精致迷人了。

有的朋友兴致勃勃地去电视台参加节目，回来后却大多在抱怨，镜头下的自己显得更胖了。这些朋友希望自己在镜头下显露出更小的头身比例。但是要知道，镜头拍摄到的世界和人眼在现实中观察到的并不完全相同。专业摄影师会告诉你，焦距从20毫米变化到200毫米，镜头中的人脸会发生巨大的畸变。朋友圈中展示的那些极其夸张的"V字脸"，都是修图软件的功劳。

男性的方形下颌角会给人完全不同的感官体验。蒋兆和先生的代表画作《杜甫像》，因为被选入中学语文教材作为插图使用，已经成为一代经典。杜甫在文学史上被称为"老杜"，其诗作风格沉郁顿挫。画中的诗人具有明显的方下颌，符合我们对诗人悲苦形象的想象。

根据大样本的统计结果，可以得出外形良好的下颌角解剖数据。有学者提出理想的面中部宽度和下颌宽比值大约为1.3∶1，下颌角的角度通常为110°至120°。

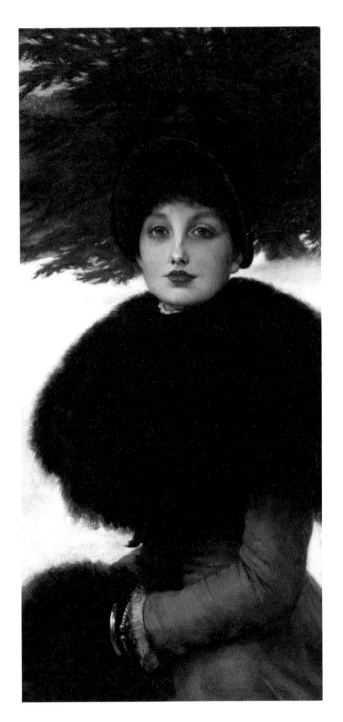

油画《冬日散步》
作者：雅姆·蒂索

不必为自己有大圆脸难过，像图中女子这样的圆脸比瘦削的尖脸更能反映出自身的雍容华贵。如果患者自身没有特别的要求，整形医师一般只建议手术纠正过于肥大、外翻的下颌角，其解剖特点表现为下颌体外翻，向后下方突出，咬肌肥大。而咬肌肥大可以通过注射肉毒素纠正。

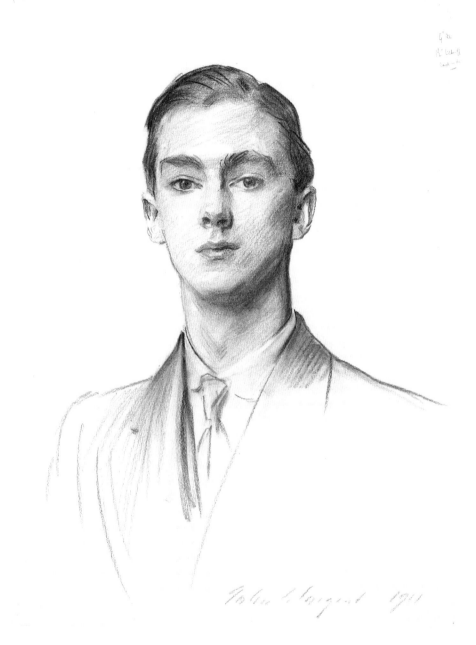

素描《约翰·爱德华·默里-史密斯肖像》　　作者：约翰·辛格·萨金特

图中男子拥有精致的五官和小巧的下颌角。在经济发展的和平时期，比如中国当下，人们的审美更趋向于这种时髦与精致的结合体；而在战争时期，大家更欣赏具有男性气概的粗犷之美。

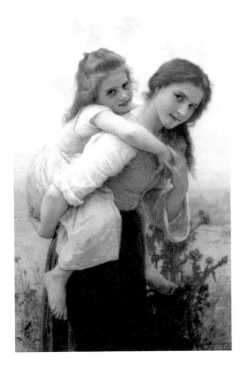

油画《背着不算太重》
作者：威廉·阿道夫·布格罗

观察图中姐姐的侧脸，我们可以看到正常的
下颌角形态。

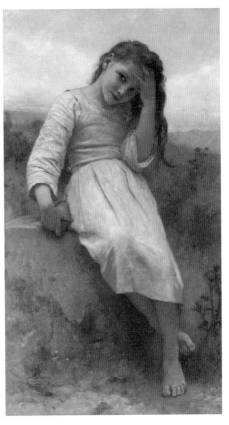

油画《小偷摘者》
作者：威廉·阿道夫·布格罗

可以看出图中小女孩的下颌曲线较左图中的
人物更为柔和。

只有过于肥大的下颌角才需要手术矫正。其解剖特点表现为下颌体外翻，向后下方突出，咬肌肥大：从正面看，其下面部过于宽大；而从侧面看，肥大的下颌角小于110°。

半个多世纪以来，下颌角肥大矫正手术方式不断进步。

最早施行的是一次性直线截骨手术，但术后人们发现患者会缺失正常的下颌角，没有了优美的弧线，而在下颌体截断处会形成奇怪的新转角，被称作"第二下颌角"。所以后来又有人提出了多次直线截骨。运用这种手术方法，人们希望通过多次直线截骨塑造出类弧形的轮廓，但是下颌角切口不平整，效果并不理想。

现在的手术方式通常有两种：一次性弧形下颌角截骨和下颌角外板劈除截骨。其他各种手术方式都是在此基础之上的变种。

可以想象，一次性弧形截骨对侧面角度的改变更大，同时由于截除了外翻后突的下颌体，正面的宽度也得以改善。优秀的整形医师还会在弧形截骨的同时对外板进行少量磨除，达到更加自然的修饰效果。

下颌角外板劈除截骨主要改善的是正面宽度，可以保留原来侧面的自然弧度。

整形外科医师对下颌角肥大进行了简单的分型，并提出了相应的手术治疗方案。

表3.6　下颌角肥大分型

解剖分型	手术方案
轻型：方脸不明显	下颌角截骨治疗
中型：下颌角肥大外翻	下颌角全层截骨或下颌角矢状外板劈除
重型：下颌角肥大明显并且合并咬肌肥大	在手术截骨的基础之上切除部分咬肌
复合型：伴小颌畸形的下颌角肥大	同时行下颌角截骨及颏部成形术

现在的手术设计理念是把下颌角肥大的矫正手术作为下颌骨整形手术的一部分。比如，下颌角肥大合并小颏畸形，磨掉的下颌骨颗粒可以用于自体移植，同时进行颏部的延长。再比如，治疗下颌角肥大合并颏部宽大，可以设计一个较长的弧形切口，做下颌骨半环形截骨术或者长弧形截骨术，在截除下颌角的同时将下颌缘和颏

部交界处也截除。

因此，具体应该采用哪一种术式，还是要看患者原本的解剖特点。在术前进行X光头影测量或者CT三维重建，有助于精准设计手术方案，确定截除的骨量。

下颌角截骨治疗会导致咬肌张力降低，患者在术后大约半年时间内会发生失用性萎缩，之后逐渐恢复。

高加索人的咬肌肥大更加明显，可以在手术同时去除部分咬肌。而对于东亚人来说，如果确实有肌性肥大，截骨手术之后可以辅助注射少量A型肉毒素进行调整，以达到更佳的效果。

为了尽量掩盖手术切口，减小创面，现在进行下颌角手术时大都从口内进行解剖分离，术后没有外露的切口和瘢痕，如同微创手术。但是这样做可能会引起一个极为凶险的潜在并发症——术中损伤动脉，造成出血。在口腔内操作，视野狭窄，一旦损伤面动脉，大量涌出的血液会迅速淹没整个视野，想要重新找到破损的动脉并缝扎止血就变得非常困难。这对没有经验的整形医生来说是一个巨大挑战。新闻报道中不时会出现因为下颌角手术而死亡的案例，其直接死因大多数是动脉损伤之后的失血性休克。

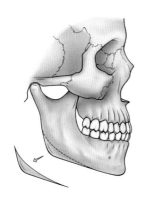 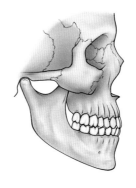

下颌角切除术示意图　　插图作者：李一琳

如图所示，做长弧形切口截除肥大的下颌角。

第4章　面部年轻化

中国人向来对微创手术青睐有加。

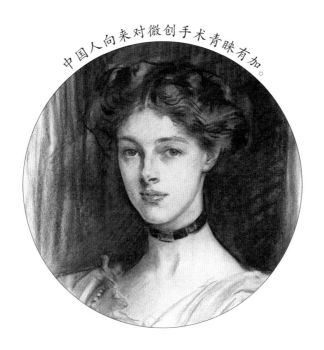

第1节　雕刻时光：手术除皱

"我认识你，永远记得你。那时候，你还很年轻，人人都说你美，现在，我是特地来告诉你，对我来说，我觉得现在你比年轻的时候更美，那时你是年轻女人，与你那时的面貌相比，我更爱你现在备受摧残的面容。"——杜拉斯《情人》

永葆青春，是人类数千年来的终极梦想。目前市面上的抗衰老技术名目繁多，足以让外行眼花缭乱。大致梳理一下，可以分为以下几种：手术治疗、注射治疗、光电技术、药物治疗以及生物治疗，等等。

不管近些年来涌现了多少新型技术，对于严重的面部老化而言，外科手术仍然是解决严重衰老形态问题的核心治疗手段。

面部年轻化的主要手术方案是面部提升术，发轫于20世纪初期。

一般人都会发现衰老的最直观表现之一是皮肤皱纹加深，因此那时候整形外科医师的手术设想就是对皮肤进行梭形切除以消除皱纹。即使在今天，在一些路

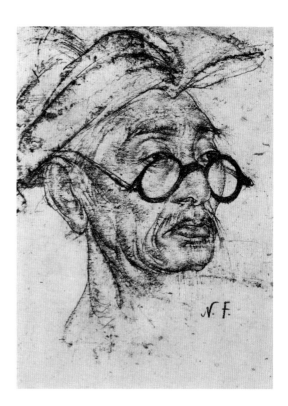

素描《老年男性头像》　　作者：尼古拉·费欣

对于严重的面部老化而言，外科手术仍然是解决严重衰老形态问题的核心治疗手段，光电技术和注射治疗可以作为辅助手段。日晒、吸烟和体重波动是导致面部衰老的危险因素当中最常见而又可以预防的几种。

边"黑作坊"偶尔流出的手术视频里还能看到有人在继续这种手术治疗——在额部皮肤做一个横切口，试图通过切除多余的皮肤皱褶来改善衰老的面部形态。

这些完全没有外科理论基础的"江湖大师"的手术思路和一百年前最初的整形外科医师不谋而合。这种做法当然是无效的，如此朴素的手术构想的产生就是因为他们缺乏对面部解剖结构所必需的了解。

经历失败之后，整形外科医师很快发现，面部衰老主要表现为容量丢失和软组织下垂堆积。和我们一般想象的不一样，人进入中老年期之后骨骼容量也会丢失，这叫作骨吸收。软组织的容量丢失就更加明显。失去了骨骼和软组织的支撑，中面部会变得凹陷干瘪，这就形成了我们肉眼可见的泪沟、鼻唇沟。同时因为重力的长

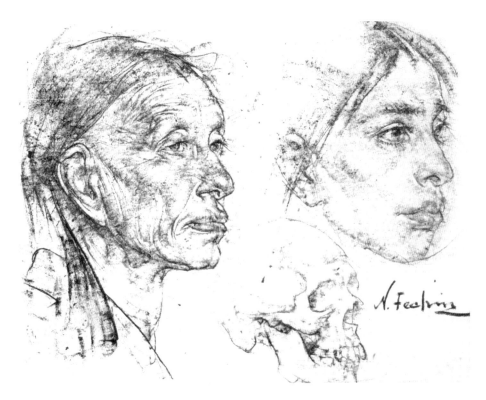

素描《老年及年轻女性头像》　　作者：尼古拉·费欣

比较图中两幅素描头像，我们可以看出面部皮肤皱纹只是衰老的表面形态。在皮囊之内还存在骨骼容量丢失和软组织下垂的问题。

期影响，脂肪等软组织下垂堆积，形成木偶纹、山羊腮等形态。如果在细胞组织层面探究，我们会发现真皮乳头层变薄，弹性纤维组织断裂，其结果就是表皮面积大于真皮面积，出现皱纹加深。

第一至第三代除皱术

我们现在已经明白，皮肤皱纹只是衰老的外在表现形式。一百年前的整形外科医师也很快意识到，仅仅切除皮肤是不行的，应该剥离皮下组织。有的医师开始尝试在发际线、耳前区域做皮肤切口，分离皮下组织后，由外侧向颜面中部逐渐剥离，通过悬吊皮下筋膜层的方法来提升面部，并把多余的皮肤切除。还有的医师认为，在皮下广泛剥离并折叠缝合皮下脂肪组织才是更加正确的做法。

由此，在20世纪上半叶，第一代面部除皱手术形成了。悬吊和折叠，这两大最早的技术流派也同时发轫，而关于两者的争论一直持续了数十年。

第二代面部除皱术在20世纪70年代伴随着一个重要的解剖概念而产生，这就是浅表肌腱膜系统（SMAS）。SMAS位于面部皮下脂肪层中，由肌纤维和腱膜组成，将皮下脂肪分为深浅两层。该肌腱膜系统向上连接眼轮匝肌和额肌，向下连接颈阔肌，向前止于鼻唇沟。整形外科医师发现，与单纯提拉皮肤不同，将SMAS和皮肤一起提拉可以使面部提升更加有效。这就是第二代面部除皱术的治疗方案。现在核磁共振扫描也证实，衰老患者面中部下垂以皮下脂肪层为主，而不是肌肉层，这是面部提升手术的理论基础。

第三代面部除皱术进一步发展为骨膜下除皱术（深层除皱术）和复合除皱术。20世纪80年代之后的整形外科医师把剥离范围深入到骨膜下。他们发现，在骨膜下分离，反而可以安全地避开走行于软组织之间的血管与神经。但是这种骨膜下除皱术的适用范围仅限于额部、颧骨和眶周等处。因此，有人提出在眶周和颧部进行骨膜下分离，在颊部进行SMAS下层分离，在鼻唇沟处进行皮下分离，这就是复合除皱技术。不难看出，这种技术对整形外科医生所掌握的解剖技能要求极高，患者所承担的风险与伤痛也进一步增加。

这一时期，多矢量悬吊技术也开始出现。比如将SMAS皮瓣分离为三叉瓣，上部垂直提拉悬吊中面部；中部固定在颧弓，矫正颊部和下颌部的下垂；下部向后方牵拉矫正颈部松弛。这种手术通过向三个方向提拉以达到更佳的治疗效果。

总之，在SMAS概念提出之后的二十年里，悬吊技术占据了主流地位。在这二十年间，随着人们对解剖结构的认识逐渐深入，面部除皱术由浅入深，剥离范围也由小及大。但要想移动SMAS，则必然要在其下方进行解剖剥离。这意味着患者要承担更大的创伤和更加危险的手术并发症风险。

悬吊与折叠

按解剖功能来划分，面部区域可以分为正面部表情区和侧面部咀嚼区。人类是社交动物，细微的表情变化可以传达很多信息和情绪。使用工具和劳动协作让人类在数万年间战胜了所有的大型哺乳动物。因此在正面部需要大量丰富的表情肌来表达丰富的信息和细微的情绪。即使是性格马虎的姑娘，在为人母后也能惊喜地发现，一两岁的婴幼儿就可以逐渐学会接受和传递这些信息。正面部是主要表情肌分布的区域，尤其是在眼周和口周，肌肉的反复牵拉会导致皮肤皱褶更

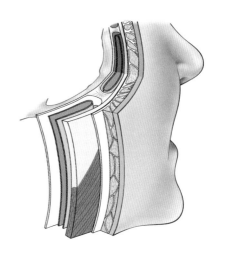

面部除皱术手术解剖层次示意图
插图作者：李一琳

如图所示，进行面部除皱术时，解剖结构由浅至深依次为皮肤、皮下脂肪、SMAS、肌肉、韧带、骨膜。SMAS位于面部皮下脂肪层中，由肌纤维和腱膜组成。以SMAS为代表的解剖结构的发现，为不同的面部提拉术式提供了解剖理论基础。我们不能简单地认为第三代技术就一定比第一代技术好，这三代技术各有其适应证。

第一代除皱术：在皮下浅层剥离提拉皮肤。
第二代除皱术：在SMAS下层解剖，可以将其和皮肤作为一个整体的皮瓣进行提拉移动。
第三代除皱术：在骨膜下剥离提拉。

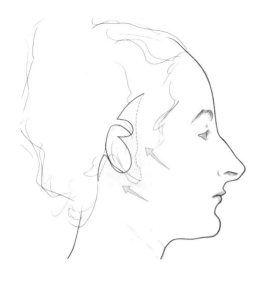

悬吊技术除皱术示意图，原图《高特鲁夫人头像》
作者：约翰·辛格·萨金特，
李一琳制作

在耳前和发际线做切口，剥离至SMAS下方，将其和皮肤作为一个整体的复合皮瓣，然后根据患者面部下垂严重程度对其进行提拉，再将多余的皮肤和软组织切除。

随着技术进步，现在剥离范围又由深到浅，向微创化方向发展。

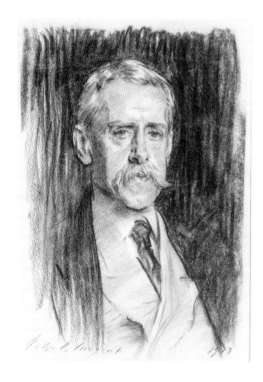

素描《约瑟夫·邦斯·沃纳肖像》
作者：约翰·辛格·萨金特

按解剖功能来划分，面部区域可以分为正面部表情区（图中人物面部明亮区域）和侧面部咀嚼区（图中人物侧面阴影部分）。由于表情肌主要分布于正面部，尤其是在眼周和口周，肌肉的反复牵拉会导致皮肤皱褶更加明显。

正侧面交界处由上到下分布有五处韧带。悬吊式的面部提升手术从耳前区域向后上方提拉，拉力需要跨越这些韧带才能到达颊部和鼻唇沟。因此越靠近面部正中，提拉效果就越差。只有更大的张力才能解决这些问题，让面部更加紧绷，这就势必导致一些患者在术后抱怨其表情肌的功能受到影响，现在的解决方案是通过微创手术与填充治疗、光电技术相结合的综合治疗来改善。

加明显。

为了解决这些问题，各种悬吊手术都需要在发际线或者耳前做切口，把SMAS向上向后提拉，因此靠近切口的外侧咀嚼区域除皱效果明显，而越靠近面部正中提拉效果就越差。所以这种手术对于额部、脖颈等处的皱纹十分有效，而对于中面部、鼻唇沟等处效果不佳。

要越过正面部和侧面部的交界区域，就需要松解颧韧带以提拉颧部软组织，松解颧大肌表面的颊部皮瓣，以提拉矫正鼻唇沟。只有更大的张力，才能解决这些问题，让面部更加紧绷。这就势必导致一些患者在术后抱怨其表情肌的功能受到影响。

折叠技术流派认为，衰老导致SMAS变薄，本就不应该承受过大的张力，而且悬吊的手术方式把软组织向上提升之后，还需要切除多余的部分，这加重了面部软组织容量的流失问题。最为关键的是，随着剥离的层次变深、范围变大，手术的安全性更难得到保障。

折叠技术流派认可对SMAS的处理是面部提升的关键，但是应该在其外层剥离，然后将其缝合折叠，同样可以达到提升的效果。折叠技术的好处就在于软组织容量损失更少，SMAS折叠的区域会由于软组织的折叠而显得更加饱满。另外，折叠技术的创伤更小，增加了手术安全性。

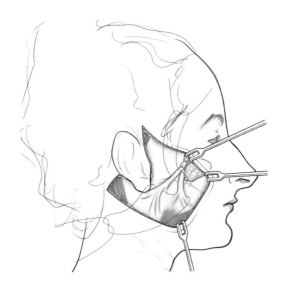

折叠技术除皱术示意图，原图《高特鲁夫人头像》
作者：约翰·辛格·萨金特，
李一琳制作

折叠技术是在皮肤下方和SMAS外层之间进行剥离，然后将SMAS折叠缝合（见图中缝线处折叠的软组织）。折叠处的软组织增厚，可以使外形较为饱满。这种折叠技术的分离层次较浅，因而更加安全。内窥镜技术的进步可以让手术切口更小，可视化操作可以让外科医师在手术时避开患处的神经与血管。

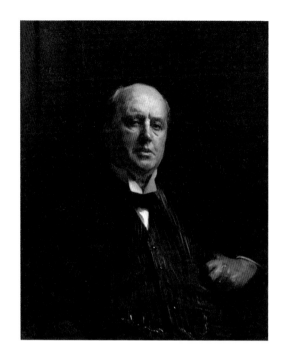

油画《亨利·詹姆斯肖像》
作者：约翰·辛格·萨金特

鼻子两侧的皱纹被称作"法令纹"。一般上岁数的人说话更有威权，事实也是这样，随着年龄的增加，人的口鼻两旁最容易出现皮肤皱褶，如图中人物所示。悬吊式的面部提拉术更适用于额部和颈部，对于正面部口周鼻周的凹陷与下垂治疗效果欠佳。

微创化

20世纪90年代中后期开始，以内窥镜技术为代表的微创手术开始蓬勃发展。内窥镜技术的广泛运用使得折叠与悬吊这两种技术流派的外科医师都可以更加安全、有效地实现自己的构想。通过小切口将内窥镜伸入皮下，在SMAS内层或者外层进行剥离，这样可以清晰地看见血管和神经的走行，避免损伤。

实际上，折叠与悬吊在技术上并不是对立的。到了世纪之交，折叠与悬吊技术开始走向统一。小切口颌面悬吊提升术（MACS）就是这方面的成功探索。用缝线对准备提拉的软组织进行环形缝合，外科医师称之为荷包缝合，缝线所穿过的软组织区域可以得到整体的悬吊提拉。而缝针在穿过软组织的每一处都会形成波浪式的折叠效果，这被称作"微叠瓦效应"，两种效果相结合，面部的软组织会显得更加紧致饱满。小切口颌面悬吊提升术可以根据患者衰老的严重程度来控制手术范围，做两到三个荷包缝合，兜转提拉皮下软组织。

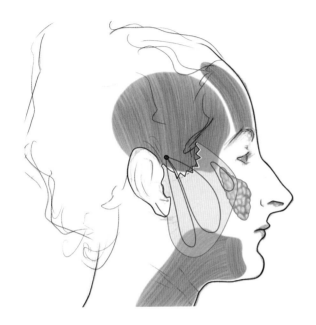

小切口颌面悬吊提升术示意图，原图《高特鲁夫人头像》
作者：约翰·辛格·萨金特，
李一琳制作

通过环形缝合，缝线所穿过的软组织区域可以得到整体的悬吊提拉。小切口颌面悬吊提升术可以根据患者衰老的严重程度做两到三个荷包缝合（见图中蓝色缝线围成的三个圆弧区域），兜转提拉皮下软组织。该技术进一步发展，最终使线雕技术得以出现。

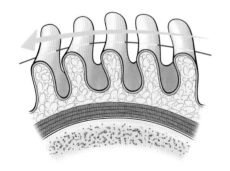

小切口颌面悬吊提升手术微叠瓦效应示意图
插图作者：李一琳

这可以看作是折叠与悬吊技术的统一。

面部除皱术发展至此，手术层次经历了由浅入深，再由深到浅的变化。整形外科医师为患者提供了更多的手术方案，双方可以根据严重程度、病变范围、患者的期望以及对手术伤痛和风险的承受能力而做出选择。

以上，就是经过简单梳理之后的面部年轻化手术发展历史。但是故事并没有结束。

MACS技术的进一步发展，终于促成了面部埋线提升技术（线雕）的出现。欧美地区的患者常常信服外科医师的专业性，不惮于手术范围的巨大，东亚地区的人们则更加青睐微创技术。俄罗斯的整形外科医生在1999年发明了这项专利技术，没有手术切口，通过穿刺针引导带锯齿和倒钩的缝线来提拉面部软组织，因此迅速风靡中国、日韩等地。不过这属于下文中的另一个故事了。

第2节　带刺的缝线：埋线提升

"那一天我二十一岁，在我一生的黄金时代，我有好多奢望。我想爱，想吃，还想在一瞬间变成天上半明半暗的云，后来我才知道，生活就是个缓慢受锤的过程，人一天天老下去，奢望也一天天消逝，最后变得像挨了锤的牛一样。"——王小波《黄金时代》

面部年轻化手术俗称除皱术，已经有一百多年的发展历史。从20世纪90年代开始，随着对面部解剖结构的深入理解和内窥镜技术的普遍应用，除皱术开始向微创方向发展。

1999年，俄罗斯的整形外科医生发明了面部埋线提升这一项专利技术。这种技术没有手术切口，用穿刺针穿刺，进入皮下组织，将带有锯齿和倒钩的缝线植入。这些分布在面部不同区域的缝线可以提拉下垂软组织，对抗并分散重力。

依据面部脂肪分割理论和面部组织间隙理论，人面部有几处脂肪集中分布的区域，而面部韧带分割开各个区域，这些韧带结构致密，可以作为穿针操作时的引导和缝线悬吊的支撑点。

埋线提升所使用的缝线可分为吸收与不吸收两大类。从最初的带有双向倒刺的非吸收性聚丙烯线（Aptos），到现在广泛使用的可吸收人工合成缝线——可吸收性聚对二氧环己酮线（PPDO），缝线的生物特性变得更加优良。PPDO带有螺旋状排列的双向倒刺，可以增大和皮下层软组织的接触面，受力更加均衡。这是一种可以吸收降解的缝线，因此在6～12个月之后提升效果会逐渐消失。

中国人向来对微创手术青睐有加，这种不用开刀的除皱术迅速在东亚地区流行开来，医美市场称之为"线雕"。近几年的统计数据表明，面部年轻化手术量的年增长率已经超过20%，其中埋线提升和非手术治疗占据了增量的主要部分。但是埋线提拉技术的不足也是明显的，对于全面部萎缩、严重的凹陷和沟槽，它都不能取得

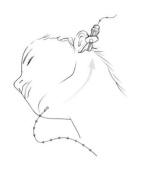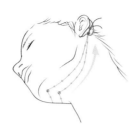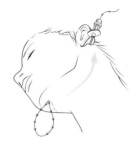

埋线悬吊提拉颈部软组织手术示意图　插图作者：李一琳

从耳后进针，在颈中线穿出，导入缝线，然后将缝线再穿回耳后，缝线两端在耳后打结提拉。对侧按照相同的流程操作。图中所示的缝线为现在广泛使用的可吸收人工合成缝线PPDO。由于穿刺操作一般依靠整形医师的手感进行，这称穿刺方法被称作盲穿。现在也可以使用超声辅助引导穿刺，进一步降低出血和面神经损伤这些并发症风险。

好的治疗效果，因此埋线技术的适应证和并发症还值得仔细探讨。

首先，置入埋线的解剖层次和传统的除皱手术有所不同。传统除皱手术的解剖分离层面可以是SMAS浅层、SMAS深层以及骨膜下层面。SMAS筋膜深层组织结构疏松，在这里进行埋线提升不利于缝线提拉固定，其中还有面神经分支走行，因此相对危险；而在骨膜下层面，缝线的固定力量又不足以牵拉骨膜。所以通常都只能使用导引针穿刺引导缝线经过皮下层或者SMAS浅层。这一技术特点决定了埋线提升不适用于特别严重的面部衰老。

其次，埋线提升虽然是微创技术，但仍然需要小心与之相伴的风险。传统的除皱手术在直视下或者使用内窥镜辅助进行，因此可以清楚地暴露术野，安全地避开血管与神经。埋线提升却完全依靠整形医师的手感进行穿刺，这种穿刺方法被称作"盲穿"。对于经验不足的医生来说，患者出现出血、面神经损伤这些并发症的风险会增加。

大多数轻微的并发症可以在术后10天左右消退，包括疼痛、异物感、表情僵硬等。术后出现两侧不对称的情况与术前的设计和手术技巧不足相关，可以通过推拉皮肤、调整缝线得到改善。在埋线提升的常见并发症中，还包括一些特有的并发症，比如缝线轮廓显露和线体脱落。轮廓显露是指术后面部皮肤上出现可见的条索样或者线性轮廓，在面部肌肉活动时变得更明显，尤其在高清镜头下暴露无遗，那些爱

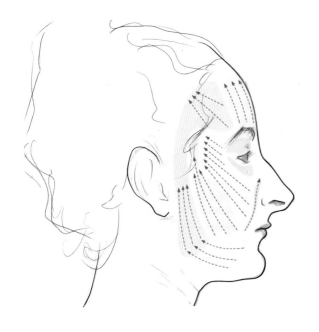

面部悬吊线分布示意图，原图
《高特鲁夫人头像》
作者：约翰·辛格·萨金特，
李一琳制作

图中箭头方向表明了悬吊线提拉的方向。彩色部分反映了面部脂肪分区。依据面部脂肪分割理论和面部组织间隙理论，人面部有几处脂肪集中分布的区域，而面部韧带分割开各个区域，这些韧带结构致密，可以作为穿针操作时引导和缝线悬吊的支撑点。

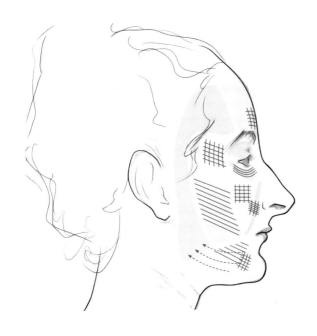

面部埋置线分布示意图，原图
《高特鲁夫人头像》
作者：约翰·辛格·萨金特，
李一琳制作

和带倒刺的悬吊线不一样，埋置线光滑而没有倒刺，这两种线通常交叉排列。埋置线置入皮下组织后会刺激胶原蛋白再生，因此厂商在宣传时将其称为"蛋白线"。本质上，其实是异物进入人体后产生的病理反应。

看娱乐新闻的广大群众一定对此喜闻乐见。这种情况会随着缝线被逐渐吸收而改善。所以在同一部电视剧里，某些演员的面部特征前后可能会发生些许变化。

有时我们会听厂商提到蛋白线的概念。蛋白线并不是指缝线由蛋白构成，而是指缝线置入皮下组织后会刺激胶原蛋白再生，但是很多商家把这种效果给夸大了。本质上，这是异物进入人体后产生的病理反应。平行分布的埋置线就起到这个作用，这种埋置线上没有倒刺，通常和带倒刺的悬吊线交叉排列。为了达到整体提拉的效果，有时候会将数十根甚至上百根缝线密密排布起来。长此以往，这些异物反应会对人体产生什么样的作用，目前还不是很清楚。我对此保持一种审慎的态度，但是患者可不会管这么多。在看到了第一次的治疗效果之后，半年或一年过去，必然有人会在推销人员的鼓动之下接受第二次治疗。

埋线提升这一项技术在我国广泛开展也不过十余年，因此我们评估一项技术的安全性如何，往往需要大量人群和长期的随访才能得到答案。对于埋线提升技术，目前还不能过于乐观。实际上，这是一项最初由市场利益所驱动的技术。

整形外科不同于其他手术科室，这是一个以自费治疗为主的临床科室，市场化程度更高。比如十几年前，我做创伤美容缝合的计价标准是1厘米伤口300元人民币，而同时期临床医疗机构执行的还是20世纪90年代的物价标准——至少需要4个人才能完成的阑尾炎手术，手术费用本身不超过200元。

与传统的除皱治疗手术相比，施行埋线提升手术时，外科医生只需花费更少的时间和精力，获得的经济回报却要高许多。老百姓抱持传统观念，更愿意为医药耗材买单，却不愿意为知识和技术付费。好在近些年来，这种观念已经开始逐渐改变。

药品器械说明书是指导文书，更是法律文件。但说明书往往是滞后的。因此，临床上也有医师在具体使用某一种药品时并不完全按照说明书来，而是依据最新研究文献用药。这种情况被称作超说明书用药，或者叫超适应证用药。

埋线技术也是这样，很多在美国已经得到批准的缝线并没有被我国药监局所批准，在其说明书上可以看到只批准用于手术缝合，不能用于埋线悬吊提升。因此，从理论上讲，在国内开展这项技术还不是完全合规的。但这丝毫不会影响这项技术的广泛流行，甚至已经出现了大量相关的研究文献和专著。

面部衰老包括几个方面：皮肤出现皱纹、软组织松弛下垂、骨骼和软组织容量丢失、面部沟槽形成以及肤色质地改变。因此可以联合不同技术手段以达到抗衰老的目的，比如注射肉毒素去除动态皱纹，注射自体脂肪或者玻尿酸填充大的沟槽，以及使用光电技术改善皮肤质地，等等。

不管怎样，若能严格把握适应证并联合非手术治疗方案，埋线提拉确实能够满足患者所强调的创伤小、恢复快的医疗需求。

表4.1　面部静止皱纹和动态皱纹的严重程度评分

评分	面貌表现	治疗建议
0	无皱纹	–
1	面部活动时少量表浅皱纹	–
1.5	面部活动时大量表浅皱纹	肉毒素注射或激光治疗
2	面部静止时少量局部表浅皱纹	激光治疗或平滑线埋置
2.5	面部静止时大量局部表浅皱纹	平滑线埋置联合非手术治疗
3	面部静止时大量广泛分布表浅皱纹	悬吊和平滑线埋置联合非手术治疗
3.5	面部静止时大量表浅皱纹少量深部皱纹	除皱手术
4	面部静止时大量广泛分布深部皱纹	全面部除皱手术

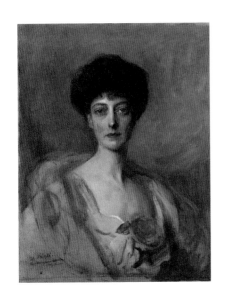

油画《维多利亚公主》
作者：菲利普·亚历克修斯·德·拉斯洛
拉斯洛是19世纪匈牙利的著名画家，为王室创作了大量肖像画，富有浓郁的古典主义气息。画中公主的眶周和口角的软组织沟槽显露了她的真实年龄。如果注意避免暴晒、减少吸烟，控制体重变化，并在早期以肉毒素、激光等非手术方式辅助治疗，可以最大限度延缓面部衰老。

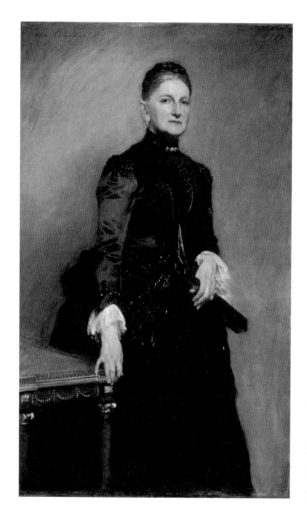

油画《艾斯林夫人肖像》
作者：约翰·辛格·萨金特

图中夫人面部软组织容量流失，在中下面部松弛堆积。这种情况适合采用埋线提升联合自体脂肪填充和激光等综合治疗方案。

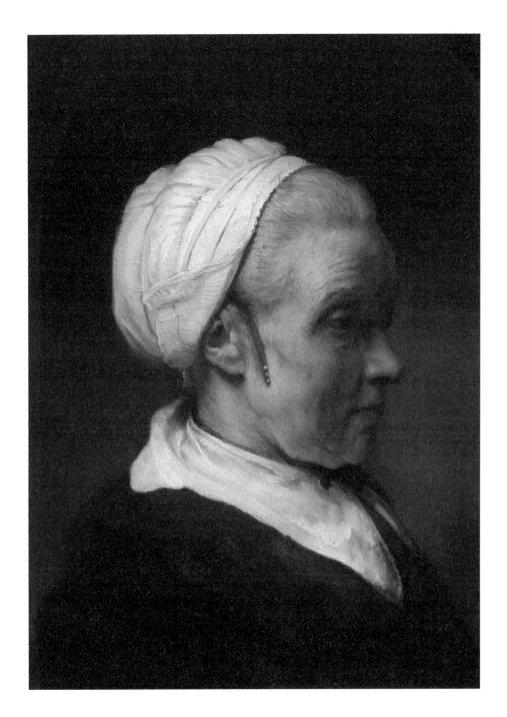

油画《戴白帽的老妇》　作者：伦勃朗

图中妇人面部广泛分布深部皱纹，需要全面部除皱手术治疗。

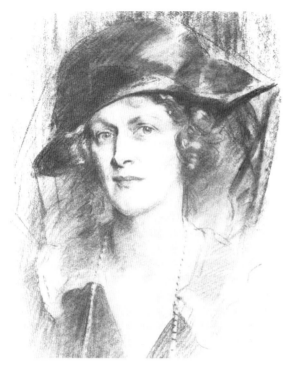

素描《南茜·阿斯特肖像》
作者：约翰·辛格·萨金特

图中女子眉间有少量表浅的静态
皱纹，适合采用激光超声等光电
技术延缓面部衰老，暂不需要有
创治疗干预。

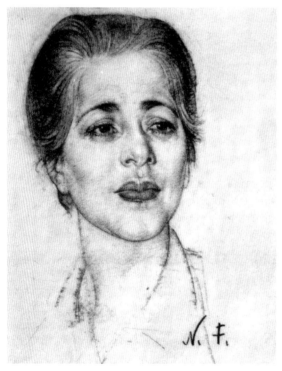

素描《女性头像》
作者：尼古拉·费欣

发白的发根、下垂的眼角和开
始松弛的面部软组织显露出这
位夫人韶华已逝。尽管如此，
我们仍然可以感受到她优雅迷
人的气度。

第3节 相容的异物：注射填充

"我望着她，望了又望。一生一世，全心全意。我最爱的是她，可以肯定，就像自己必死一样肯定，当日的如花妖女，现在只剩下枯叶回乡。苍白，混俗，臃肿。腹中的骨肉是别人的。但我爱她。她可以褪色，可以萎谢，怎样都可以，但我只看她一眼，万般柔情，涌上心头。"——纳博科夫《洛丽塔》

我们之前已经说过，面部衰老主要体现在两方面，软组织容积流失和堆积下垂。除皱术和埋线治疗都是通过悬吊提拉的方式来抵抗重力，填充技术则是通过改善皮下软组织容积，让面部显得饱满。

填充剂可分为自体组织和人工合成物，两者中最具代表性的分别是自体脂肪和玻尿酸。现在脂肪和玻尿酸填充不仅用于改善面部衰老形态，也用来调整面部结构比例。

自体脂肪移植

脂肪移植的历史可以追溯到19世纪90年代，但是在最初的技术条件下，脂肪细胞存活率不足30%，限制了这项技术的开展。目前广泛采用的科尔曼（Coleman）脂肪移植技术已经接受了20年时光的考验。这种术式通常的步骤如下。

1. 获取：将抽吸套管插入皮下脂肪层，采用负压抽吸完整的脂肪组织颗粒。

2. 提纯：利用离心器制备脂肪颗粒，静置后分为三层，上层为脂肪细胞破碎后释放出的低密度油脂，下层为血液和麻醉药物，中间一层为脂肪颗粒。上下两层都弃去。

3. 移植：将脂肪颗粒注射进需要改善形态的部位，注射层次可以在真皮下或者骨膜上。

在真皮下注射可以使皮肤皱纹变浅，改善毛孔粗大和瘢痕；注射到深部的骨膜上，主要起到填充的作用。如果注射层次过浅，局部皮肤容易肿胀青紫，出现外形不规则的条索或者团块。因此，不要一次性注射大团的脂肪。可以通过线性注射、点状注射、扇形注射和交叉注射等技巧来达到最佳的效果；或采用多次注射，可以达到精细雕塑的效果。

脂肪栓塞是指脂肪颗粒进入了小动脉，堵塞动脉造成缺血。局部麻醉时在利多卡因[1]当中加入少量肾上腺素可以收缩血管，然后采用钝性针头注射，一边退针一边注射脂肪颗粒，这些技巧可以避免脂肪颗粒进入血管，降低脂肪栓塞的风险。

对胸、臀等部位进行自体脂肪移植，需要的脂肪量比较大，有一些瘦削的患者在移植脂肪前需要有计划地增重。

临床实践中观察到，接受放疗的乳腺癌患者，乳房皮肤和软组织会变得坚硬而失去弹性，并且可能出现皮肤溃疡，向皮下移植脂肪能够促进溃疡愈合，改善乳房的外形和质地。大部分学者认为提取的脂肪细胞同时还含有脂肪干细胞、间充质干细胞、内皮细胞等，可以促进组织再生，诱导血管生成，促进愈合。

现在临床上还经常使用的另外一种自体移植物叫作富含血小板纤维蛋白基质（PRP）。其制作流程更加简单，9毫升全血可以制备4毫升PRP，注射到真皮层可以促进胶原蛋白和真皮基质合成。

透明质酸

透明质酸是一种高分子黏多糖物质，生物相容性好，在人体内可以降解。透明质酸可以吸收自重500倍的水，保湿效果非常好。高浓度大颗粒的透明质酸适于注射到真皮深层以填充容积，低浓度小颗粒的则注射到真皮与表皮交界处，用于改善皮肤细纹。

透明质酸分为交联型和非交联型。所谓交联，是指用交联剂将单个透明质酸分

1　利多卡因（Lidocaine）是最常用的局部浸润麻醉药物，同时也作为抗室性心律失常药物在心脏内科使用。

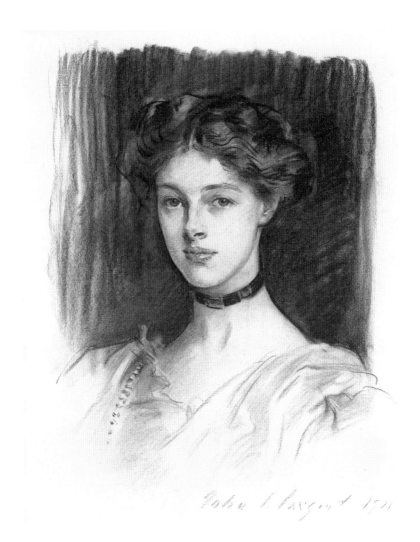

素描《伊娃·凯瑟琳·巴尔弗肖像》　　作者：约翰·辛格·萨金特

凹陷的泪沟在光线和阴影的作用下会呈现出类似黑眼圈的效果，如图所示。填
充泪沟时，通常只需要在骨膜上单侧注射0.5～1.5毫升透明质酸就能达到满
意的效果。

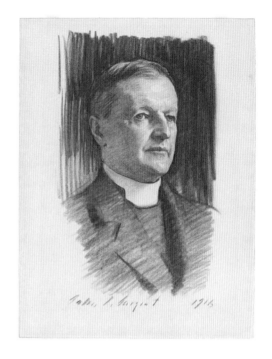

素描《威廉·劳伦斯牧师肖像》
作者：约翰·辛格·萨金特

如图所示，鼻唇沟的加深是面部老化最先出现的特征之一。由于除皱术和埋线提升等技术对鼻唇沟的治疗效果欠佳，通常建议使用填充技术进行纠正。鼻唇沟矫正过度是缺少经验的整形医师最容易出现的问题，通常只需要填满50%的深度，否则术后患者微笑时会出现怪异的表情。

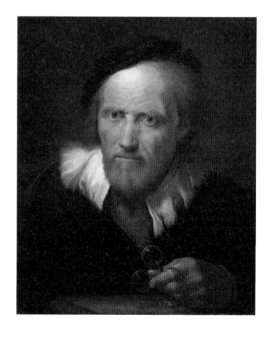

油画《老年男性》　作者：伦勃朗

图中人物面部分布有大量静态皱纹，这是弹性纤维组织断裂之后形成的。

子以化学键的形式结合在一起。交联程度越高，稳定性越好。"等容积降解"是指透明质酸被降解后仍能保持一定的容积。透明质酸的填充效果通常持续6～12个月。

对透明质酸的分子结构进行修饰，可以得到不同的产品。因此，目前大家所说的玻尿酸是一个泛称，包含了至少几十种产品。有一些产品可能有出现肉芽肿反应的风险。肉芽肿是一种异物反应，可以通过局部注射类固醇激素来治疗。美国食品药品监督管理局严格禁止超适应证使用玻尿酸，因此在美国不是所有的玻尿酸产品都可以用于整形。但是在中国，目前的医美市场非常混乱，患者显然无力鉴别不同产品之间的细微区别。

矫正不足和矫正过度是缺少经验的整形医师最容易出现的问题。对于泪沟，通常只需要在骨膜上单侧注射0.5～1.5毫升透明质酸；对于鼻唇沟，只需要填满50%的深度，否则微笑时会出现怪异的表情。

透明质酸堵塞血管会导致软组织缺血坏死，因此要求整形医师在操作时使用钝性针头注射，回抽无血，低压缓慢推注来避免栓塞。一旦不幸发生栓塞造成缺血，可以注射透明质酸酶降解透明质酸，减少缺血或逆转坏死。

文献报道，透明质酸堵塞的严重并发症发生率为0.06%。最悲惨的并发症是失明：玻尿酸随着血液流进眼动脉，堵塞视网膜中央动脉进而导致失明。视网膜中央动脉属于终末动脉，意思是只有这一条血管给视网膜供血，因此堵塞之后光感受细胞会不可逆地死亡，几分钟之内人就会失明。按照《人体损伤程度鉴定标准》，双目失明属于重伤一级。

我对异体物质长期反复植入人体总是非常审慎，比如奥美定。如果对过去几十年的整形美容行业有所了解，就会知道曾经风靡一时的奥美定注射给求美女性带来的巨大灾难。

奥美定的化学名称是医用聚丙烯酰胺水凝胶，是一种无色透明的果冻状物质，作为一种软组织填充材料在20世纪90年代末引进国内市场，主要用于注射隆乳。这种当时被认为低排异性的液态材料在注射进入人体后对肾脏和神经功能都有损伤，还有致癌的风险，有的患者在使用几年之后才表现出不良反应。2006年4月30日，国家药品监督管理局撤销了奥美定的医疗器械注册证，全面停止其生产、销售和使用。

我们知道，药物临床实验一共分为四期。III期临床实验结束之后就可以进入市场开始临床使用。IV期实验是指新药上市之后继续研究的阶段，主要考察在长期广泛使用条件下药物的疗效和不良反应。但有的药物的不良反应需要更长期的观察才能被发现。

我很奇怪，为什么有些人接受了玻尿酸注射后整个面部就像肿胀的气球？是她们审美独特，还是因为整形医生对面部解剖结构不甚了解？我们观摩美术大师的作品，即使是素描，只需要通过寥寥几笔，就能用线条表现出肌肉组织的容积、条块，这才是立体感啊。

我想，许多娱乐明星之所以会在镜头前显露出明显的肿胀变形，是因为长期接受了反复注射。这就不能单单归因于爱美之心了。最初他们可能是因为工作需要，但在尝到甜头之后就像吸毒一样产生了心理依赖，饮鸩止渴，直到容颜崩溃。

第4节　修饰肌肉：肉毒素注射

"我们度过的每一天时光，都赋予我们不同的色彩和形态。每日朝霞变幻，越来越深刻地改变着我们的心性和容颜；似水流年，彻底再造了我们的思想和情感。有所剥夺，也有所增添……然而，六月的气息已经一去不返了。它虽然曾经使我们惴惴不安，却浸透了一种不可取代的香味，真正的六月草莓的那种妙龄十八的馨香。"——雅·伊瓦什凯维奇《草莓》

不同种类的皮肤皱褶有很多不同叫法：皱纹、细纹、皱褶、沟槽等。

细纹是涉及真皮浅层的皮肤皱褶，主要是皮肤质地发生变化；表情皱纹则涉及真皮中层或者全层，因面部肌肉反复收缩折叠皮肤形成，纹路与肌肉收缩方向垂直。反复的肌肉牵拉会让弹性纤维组织断裂，动态皱纹就进展为静态皱纹。

人体完成一个动作，需要几块肌肉协作共同完成，参与动作的肌肉叫作协同肌，同时还有一组肌肉对抗这些协同肌，叫作拮抗肌。皱眉，就是由皱眉肌、降眉肌和降眉间肌收缩产生的，会形成垂直的皱纹，叫作眉间纹。而抬头纹是横向的皱纹，由额肌收缩做提眉的动作产生。如果使用肉毒素减弱这些肌肉的收缩力，就可以改善动态皱纹。

20世纪80年代，美国的一些医生使用肉毒素治疗眼睑痉挛，意外发现其可以减轻眼周的鱼尾纹，于是肉毒素治疗迅速在整形医美市场风靡开来。

根据血清型不同，肉毒杆菌分为A至G型，产生的肉毒素是一种多肽，它可以抑制乙酰胆碱[1]的释放，当作用于人体部位时，该处神经所支配的肌肉会出现松弛性瘫痪。目前市面使用的是A型肉毒素，可以用于改善肌肉收缩引起的皱纹。注射肉毒素后1～7天就可起效，2周后临床效果最明显，效果可维持6个月。

1　乙酰胆碱是存在于人体的一种神经递质，广泛分布于心血管、呼吸系统、骨骼肌和腺体，起到相应的调节作用。

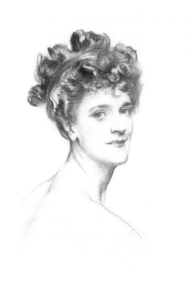

素描《劳瑟夫人肖像》
作者：约翰·辛格·萨金特

图中这位夫人脖颈处的动态皱纹可以通过注射肉毒素得以改善。

虽然药品说明书上声明，A型肉毒素只可以用于治疗眉间皱纹。但在实际临床工作中，它经常被超适应证用药，被广泛用于治疗面部动态皱纹，包括额横纹、鱼尾纹、鼻唇沟口周皱纹和颈部皱纹，还被用于阻滞降口角肌以提升口角，阻滞眼轮匝肌以提升眼角。另外，大家会觉得大笑时露出牙龈是不好看的，这种情况也可以通过注射肉毒素纠正。

由于注射肉毒素还可以减少肌肉容积，所以对各种肌性肥大都有改善轮廓的作用，比如治疗咬肌肥大和小腿腓肠肌肥大。许多热爱健身的男性朋友，为了增肌需要进行艰苦的力量训练并配合补充优质蛋白，这是异常辛苦的过程。而很多女性朋友追求的是肌肉线条，期望自己拥有修长结实的小腿肌肉，而不是粗壮的腓肠肌，因此她们会选择注射肉毒素来改善肌性肥大的小腿轮廓。

多汗症和皮肤瘢痕治疗，目前也属于肉毒素的治疗范围。

肉毒素注射过量，会出现一些并发症，比如口角不对称，出现复视、视物模糊和眼睑下垂。也有患者会表现为全身无力，甚至会因为呼吸肌无力出现呼吸困难。

在自然界，动物体内含有的毒素主要分为两种。一种是影响凝血功能的毒素，比如一些蛇毒，被这些毒蛇捕获的猎物会因为一个小伤口就出血不止而死亡。还有就是作用于神经肌肉接头的神经毒素，猎物会因为肌肉麻痹、心跳或呼吸停止而死亡。如果起效迅猛，就成了大家所说的"见血封喉"，比如蝎子毒、箭毒蛙的毒等。另外有不少疾病也可以损害神经肌肉功能，导致肌肉乏力，比如大家熟悉的重症肌无力。因为这种疾病与肉毒素中毒症状相似，所以需要注意鉴别。

两年前，我曾经有个女性朋友因为突然出现"眼睑下垂，复视伴浑身乏力1周"而紧急联系我。复视就是指看东西重影。我们双眼看东西时能够清楚聚焦，靠的是支配双眼眼球运动的肌肉协同作用。如果这些肌肉调节功能受损，就会出现复视。而眼睑下垂，则是肌肉乏力的早期表现。

这些症状让我高度怀疑这个姑娘患上了重症肌无力，但是她的乙酰胆碱受体抗体滴度却不支持重症肌无力的诊断。血生化检查证实她肝功能严重受损，谷丙转氨酶、谷草转氨酶还有转肽酶都升了几倍——毫无疑问，这是中毒。

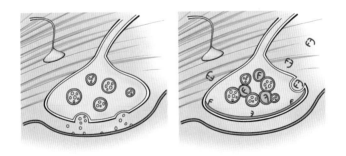

神经—肌肉突触解剖示意图　　插图作者：李一琳

乙酰胆碱从囊泡内释放出来（左图蓝色颗粒所示），作用于受体并产生动作电位，肌肉开始收缩。肉毒毒素是一种多肽，与囊泡结合后可以抑制乙酰胆碱的释放（右图所示，粉色分子为肉毒素），该处神经所支配的肌肉就会出现松弛性瘫痪。

重症肌无力也是因为神经—肌肉突触处发生了传递功能障碍。治疗重症肌无力的药物溴吡斯的明是一种乙酰胆碱酶抑制剂，其原理就是抑制乙酰胆碱的水解，增加乙酰胆碱浓度，从而改善症状。

这姑娘经常到处旅行，我以为她吃了什么乱七八糟的食品或者补药，她却否认了。一再追问之下，才跟我坦白了病史：就在发病几天前，在一个所谓的"好姐妹"怂恿之下，她在别人家里接受了"韩国进口肉毒素"注射，用于瘦肩。

这是肉毒素中毒啊，如果不隐瞒病史，我难道还需要做复杂的鉴别诊断吗？

原来她去朋友家里玩，同来的还有一个美容院的医生。我推测，这不是巧合，而是提前做好的局。在朋友劝说之下，她支付了近万元，打了一针肉毒素瘦肩，真是暴利！

就在两三天之后她症状加重的时候，得到消息的这个医生还买了鲜花专程来探望，一边安慰，一边解释说肉毒素绝对跟这些症状毫无关系，要求保密。而根据我事后复盘分析，这人在进行注射的时候操作手法并不专业，本来应该注入肌肉的肉毒素被推进了血管，从而导致了她全身中毒的症状。

这种"江湖郎中"一般都是无证行医，根本没有执业证书，这当然属于刑事案件。我的朋友得知真相后非常气愤，于是跟我商量，怎么让此人就范，怎么获取赔偿。

就在我俩准备求助于法律解决此事的时候，一直暗中观察的"江湖郎中"却已经消失得无影无踪，我们这才发现她所有的身份信息都是假的。

事后我俩检讨，像我们这样的"假知识分子"，尴尬之处就在于既缺乏真正的学识，又缺少江湖经验——本来还想跟人家拍桌子讲道理，结果没想到对方直接就掀了桌子。

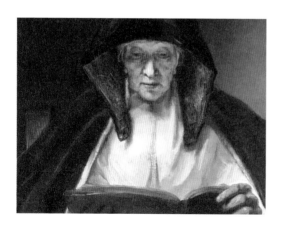

油画《读书的老妇人》
作者：伦勃朗

老妇人完全松弛下垂的面部皮肤和老年斑都显露出她所经历过的漫长岁月。尽管没有使用各种抗衰老治疗来留驻青春，但是这样优雅老去胜过仅有一副空虚年轻的皮囊。我认识一位真心令人敬爱的师长，她是一位心内科教授，那种知识分子女性的温文尔雅让年轻后辈们赞叹不已。

第 5 章 减脂塑形

减肥不单是为了降低体重，更重要的是降低脂肪比例，增加肌肉含量。

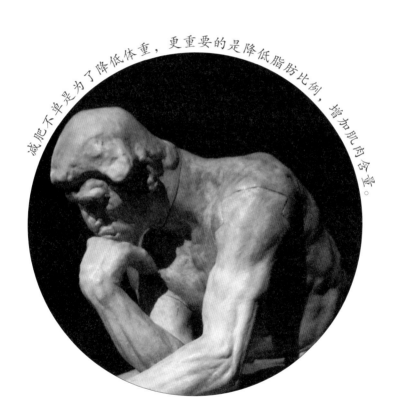

第1节 从果腹到瘦身：形体美的变迁

我们去看看贞观开元时期的唐代壁画，或者法国路易十五时期的洛可可艺术，就会明白在强盛国力之下，人们对女性的形态美会抱持更加开放的心态。

即使在当今世界，仍有一些欠发达地区面临着食物匮乏的境地，那里的人想保持体态丰腴是一种奢望，因为丰腴代表了营养充足，发育良好。

中国人能够普遍吃饱饭，也就是近几十年的事。人类生活方式的急剧改变，已经把身体的缓慢进化远远抛在身后。动物蛋白和油脂在炭火上炙烤，或者直接和碳水化合物混合在一起进食——就是烧烤和汉堡这一类食物——让我们获得了极大的愉悦。我们的身体还以为自己和数千年前在丛林里生活的远祖一样，需要补充超过自身需求的热量才能获得饱腹感，需要储存能量来应付下一顿饱餐之前的光景。

过度的肥胖是一种病态。明朝崇祯末年的福王朱常洵是万历皇帝最宠爱的皇子，却因为祖宗之法当不了太子，最后无奈之下就藩洛阳。他终日闭阁饮

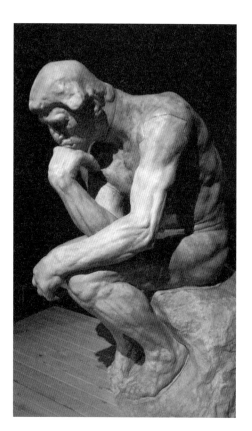

罗丹雕塑《思想者》　　本书作者拍摄

肌肉、脂肪和水的生物电阻抗特性不同，因此通过测量电阻抗就可以进一步了解身体各部位的脂肪含量，也就是体脂率。有一些看上去身材纤细柔弱的人，其内脏器官脂肪含量仍然过高。目测"思想者"的体脂率约为10%或者更低。在现实生活中要想长期保持这样的身材，除了坚持有氧训练，还需要严格控制油脂和碳水化合物的摄入。

酒，"所好惟妇女倡乐"，终于吃成了一个300斤的大胖子。据民间传说，闯王的部队攻破洛阳，福王朱常洵被捆了牵去赴宴。在饥肠辘辘的农民军眼里，他这一身肥肉正好印证了统治者的贪婪，于是"脔王为俎，杂鹿肉食之，号福禄酒"，把这福王给一锅烹了。

20年前，在我读大学的那个时代，减肥就已经成了女生宿舍一个永恒的话题。今天大家更习惯把减肥称作瘦身或者塑形。这种称谓的变迁，反映出了人们健康观念的转变：减肥不单是为了降低体重，更重要的是降低脂肪比例，增加肌肉含量，提高机体在各种应激状态下的适应能力。

为了保持苗条身材，我们需要付出大量时间和经济成本——合理搭配有机食材，每天精确地计算进食热量和运动消耗，因此健硕的肌体暗示着更高的社会阶层。这种对苗条身材的追求在几十年前的中国是不可想象的事情。

体重指数是判断肥胖最广泛使用的指标，其计算方式是用体重除以身高的平方（kg/m^2），体重指数在25以上属于超重，大于30属于肥胖。

肌肉、脂肪和水的生物电阻抗特性不同，因此通过测量电阻抗就可以进一步了解身体各部位的肌肉和脂肪含量。体脂率便是指人体内脂肪重量在总体重中所占的比例。有一些人常去健身房锻炼但是训练计划不够均衡，经过半年的力量训练之后再检查电阻抗，就会发现上肢肌肉比例正常而下肢肌肉比例偏低，检查结果和他们的训练方案惊人的一致。还有一些女性，虽然体重不高，四肢纤细，全身的体重指数并不高，但是通过超声检查可以发现其内脏器官的脂肪含量仍然偏高。

肥胖是冠心病、2型糖尿病和高血压等疾病非常明确的致病危险因素，会对呼吸、循环、内分泌、泌尿生殖系统产生不同程度的损害，就连膝关节也会因为长期负重容易出现磨损和疼痛。

虽然关于代谢的机理还不完全明确，但很多研究都表明肥胖跟遗传、环境、心理因素有关，还有一部分患者因为各种疾病导致自身激素水平紊乱，因此不应该一味地用贪吃、懒惰来解释肥胖成因。

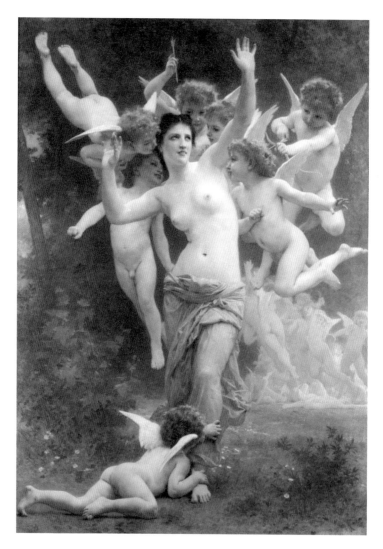

油画《蜂拥》　　作者：威廉·阿道夫·布格罗

目测图中女子的体重指数为20，体脂率20%。按照国际标准，体重指数大于25就属于超重，大于30属于肥胖。国内标准按照东亚人的特点做了调整，大于28就属于肥胖。

第2节　手术减脂：吸脂与胃减容

具有塑形功能的内衣只对轻微肥胖起作用，长期穿戴也会很不舒服。很多刚刚进入中年，身材开始走样的女性，也只是在一些重要的场合，比如在20周年同学会上穿戴一下，希望能够在当年仰慕自己的男同学面前继续保持年轻时的风采。

在英国维多利亚时代，女性使用紧身胸衣来把自己的身材雕塑成沙漏形，这种做法的结果就是腹部的脏器被挤压向下移位，胸腔被挤压使呼吸受到限制。所以在那个时期的文学作品中，动辄就能看到激动的女主人公晕厥过去的描写，而抢救办法就是赶紧将其挪到空气流通的地方松开胸衣。

药物减肥仍然有广泛的市场，但真正经过批准的减肥药物是通过抑制食欲起效的，而不是严重危害健康的泻药。很多减肥茶中含有泻药的成分，服用之后导致细胞内开始脱水，体重迅速降低两三千克，但是没过几天体重就会出现反弹。这个过程中，人可能会因为水电解质紊乱而有危险。

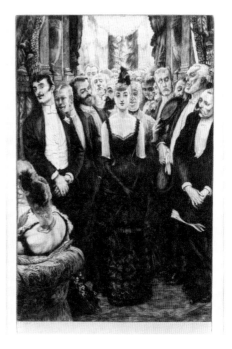

油画《巴黎最美的女子》
作者：雅姆·蒂索

具有塑形功能的内衣只能对轻微肥胖起作用。图中女子的细腰很可能就是靠紧身胸衣束出来的。这不能不说是对女性身体的损害。

过度肥胖的患者是外科医生的噩梦。腹部外科手术开始时，医生刚刚切开皮肤和浅筋膜，外科手套上就沾满了黄澄澄的油脂。光是开腹暴露术野（手术时可见的解剖范围）这个过程就可能比别人额外多出十几分钟，手术难度和风险都明显增加。术后切口也容易因为脂肪液化而发生感染或愈合不良。

在胃肠外科，最近几年来有越来越多的严重肥胖患者采用了一种新型手术方案进行治疗。在胃体绑一个可以调节的束带来控制胃容量，连接束带的球囊放置在体外，通过给球囊注水来收紧束带，使患者的胃容量变小，只需少量进食就可以产生饱腹感，这样就达到控制患者的每日摄入量的目的。这种手术方案听起来似乎非常疯狂，但其临床效果不错。要求这些病态的严重肥胖患者依靠自己的毅力去节食和运动减肥是不太现实的。

健身可以减小脂肪细胞的体积，而吸脂术是一种快速减少脂肪细胞数量的方法，缺点是不能消灭体腔内的脂肪细胞。要想维持吸脂手术的效果，需要患者在术前就下定决

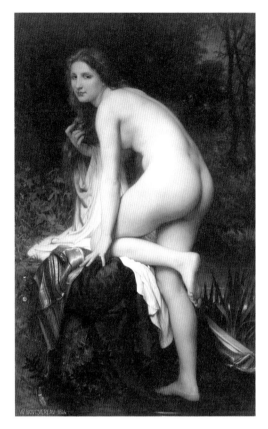

油画《浴女》
作者：威廉·阿道夫·布格罗

在坚持唯美主义的学院派画家布格罗笔下，腹部少量脂肪堆积展现了优雅健康的女性身体。但是在今天商业健身机构的宣传下，教练则会批评这种身材有氧训练不够，臀部力量训练也有待加强。

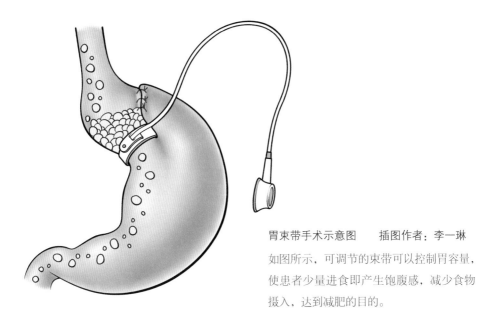

胃束带手术示意图　　插图作者：李一琳

如图所示，可调节的束带可以控制胃容量，使患者少量进食即产生饱腹感，减少食物摄入，达到减肥的目的。

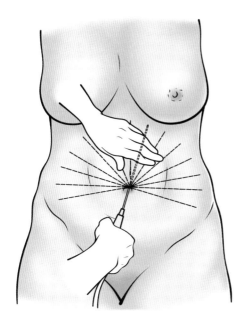

吸脂术示意图　　插图作者：李一琳

手术技巧对术后恢复自然美观的身材至关重要：抽吸脂肪时多角度均匀抽吸。保留浅层脂肪对保持皮肤平整非常关键，因此吸脂术通常抽吸深层到中层的脂肪。

心改变既往的生活方式，包括进行适宜的运动和制订合理的膳食计划。

　　肿胀麻醉是吸脂术中采用的一种特殊局部麻醉方法。将肾上腺素和利多卡因跟大量盐水混合后灌注到皮下脂肪层，在止痛的同时可以收缩血管，起到止血的作用。盐水渗透进入脂肪细胞，导致这些脂肪细胞破裂溶解，然后通过一根连接负压的金属管，伸入皮下脂肪层进行抽吸。

　　手术技巧对术后恢复自然美观的身材至关重要：注射肿胀液要缓慢、均匀、平整，抽吸脂肪时要多角度均匀抽吸。脂肪层可以划分为浅、中、深三层。保留浅层脂肪对维持皮肤平整非常关键，吸脂术通常抽吸深层到中层的脂肪。术后坚持穿戴数月弹力服，可以让皮肤逐渐回缩，恢复弹性。而有些明显肥胖的患者，进行吸脂术后皮肤不能完全回缩，会形成明显的皮褶，因此还需要考虑通过手术切除腹部多余的皮肤再重新缝合，整形外科把这种技术称作腹壁重建。

　　"马甲线"的概念从健身圈走向大众也就这十来年的时间，但实际上只要足够瘦，就能显露出腹肌。要想展示出"马甲线"，需要把体脂率维持在20%甚至15%以下，而没有任何证据表明体脂率保持在15%就会比20%更健康。有些商业健身机构会诱导大众，部分健美女性还会产生错误的优越感。

　　实际上，女性需要一定的脂肪含量维持生理功能。在美国，劳动人民对商业机构的这一套宣传已经开始产生抵触情绪。2015年，著名内衣品牌"维多利亚的秘密"因为在广告词中使用了"完美身材"（Perfect Body）的字眼，遭到严重抗议。美国人民认为，美丽的标准不应该被别人定义，即使自己身材胖一点儿也应该被接纳。

　　"维密天使"们为了事业而努力保持极低的体脂率，这股时尚风潮在最近十余年席卷我国。我们对人体的美学观念，也一直在西方的发展道路上亦步亦趋。不过近年来，大家似乎开始对此反思。

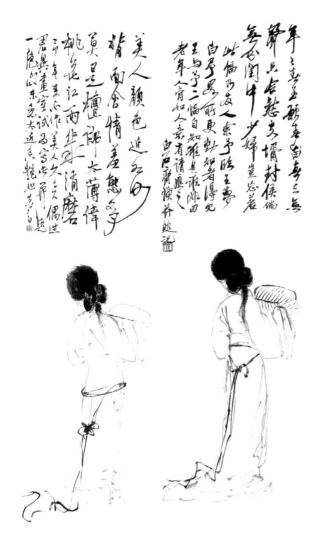

左图：水墨画《背面仕女图》
作者：王梦白

右图：水墨画《背面仕女图》
作者：齐白石

左图题诗：美人颜色近如何？背面含情羞态多。莫是檀郎太薄幸，桃花红雨几消磨。

右图题记：年年春至愿春留，春去无声只合愁。夫婿封侯倘无分，闺中少妇岂忘羞。此幅乃友人索予临王梦白，予略所更动，知者得见王与予二幅，自知谁是谁非。因老年人肯如人意，有请应之。

这两幅画都反映了晚清时期青年女子普遍的娇弱体态。王梦白创作此画时28岁，而齐白石受友人相托，临摹此画时已过花甲之年。两幅画的主要区别在于发髻、腰带等细微之处。读《白石老人自述》，会发现他是一个任性又自负的老头儿。孰是孰非对于我们这些读者来说已经不重要了，只觉得画家那种真性情，真是有意思。

第6章 乳房整形

左右乳房的不对称性，其实在女性中普遍存在。

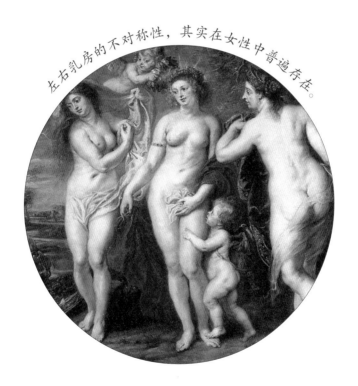

第1节　容积与质地：隆乳术

乳房容积

对于有隆乳需求的患者，整形外科医师会测量患者乳房得出一系列数据，从而计算出适宜的目标容积。但是我发现，有一些患者会在此基础之上要求把目标容积再乘以1.25倍甚至1.5倍。

评价隆乳的效果不能只看增大多少毫升容积，还应该看在原基础之上增大的比例——我们称之为增大率。对于一个原本瘦削的女子，乳房容积只增加300毫升就可能已经比原有容积增大了50%，再配以削肩细腰，就可以表现出不俗的效果。

国内有学者根据既往的数据总结出相对简单的公式，可以对乳房容积进行推算。这里提供给大家，大家可以粗略估算一下。但请注意，由于推导这个公式的样本量并不大，所以根据这个公式计算出来的数据可能存在比较大的误差。

$$乳房容积 = 1/3\pi \times 乳房高度^2 \times (3 \times 乳房半径 - 乳房高度)$$

这里的乳房半径是指把乳房看作一个半球形时的半径，乳房高度指乳房上下缘距离。

或者使用更简单的计算方法：

$$正常体重范围内女性的乳房容积 = 250 + 50 \times 胸围差$$

$$特别肥胖女性的乳房容积 = 250 + 50 \times 胸围差 + 20 \times 超重体重$$

这里，超重体重＝实际体重－标准体重，标准体重＝身高－110。

胸围差是指经乳房最丰满处（一般是乳头平面）测量的胸围减去经腋下测量的胸围。

以上公式的容积单位均为毫升，长度单位为厘米，体重单位为千克。

还有一种模具法可以用来计算乳房容积。当一名女子俯身弯腰，将乳房悬垂进一个充满水的容器当中，排溢出的水的体积就是乳房的体积。这让我想起著名的阿

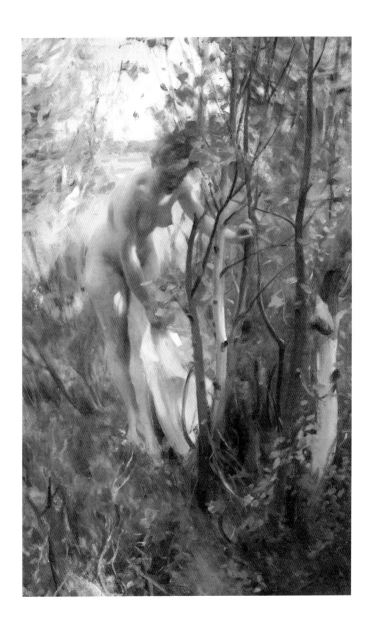

油画　作者：安德斯·佐恩

当一名女子俯身，将乳房悬垂进一个充满水的容器中，此时排溢出的水的体积就是乳房的体积，这是模具法测量乳房容积的思路。这种测量方法的问题在于没有考虑到乳房会因为接触或者重力影响产生形变。俯身的时候，乳房受重力影响会显得更大一些。

基米德浮力实验——通过比较王冠和相等重量纯金排水量的不同，阿基米德鉴定出了王冠的纯度。

模具计算法的另一种思路是制作一个紧密贴合乳房的模具，然后以模具能够储存的水容积来替换乳房的容积。

这种测量方法的问题在于没有考虑到乳房会因为接触或者重力影响产生形变。

理想的乳房体积测量方法需要满足几点：屏气后迅速完成，避免受呼吸影响；避免外力接触而使乳房产生变形；应当准确识别乳房边界组织，精准到毫升。

现在更先进一点儿的测量计算方法是三维表面成像技术。用条纹状的激光束扫描目标物体并获取三维数据，然后把这些数据输入计算机，可以得出各点的三维坐标，从而计算容积。三维表面成像技术目前已逐渐在临床开展，用于指导手术，预测手术效果。

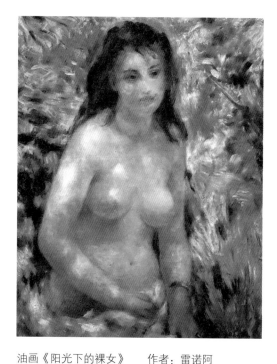

油画《阳光下的裸女》　　作者：雷诺阿

图中女子身体稍微前倾，乳房接近圆球状。穿过树荫的光斑倾泻在女子身上。在我们小时候的美术课堂上，小朋友们更喜欢欣赏那种强烈写实的画作。但是长大之后，如果你有幸在博物馆见过这些印象派大师的原作，其斑驳的光影、细腻的笔触会让你明白这些作品的伟大。

乳房质地

都市传说中，在车速60千米时将手伸出车窗外（危险动作，不要试验），感受到的风压就是D罩杯的触感。这种描述不够精确的地方在于没有考虑到乳房腺体和脂肪的构成比例。乳房的主要成分是脂肪和腺体，脂肪较柔软，而腺体具有韧性，因此两者占据的比例不同决定了乳房的触感不同。

另外，还有一些指标强调了乳房作为软组织的弹性回缩特征：乳房被盖组织特性，乳房皮肤向前拉伸量，指捏软组织厚度。

东亚女性乳房结构致密，很多为圆锥形。有一个决定乳房脂肪细胞含量的基因EDAR在东亚人身上发生了改变，大部分中国女性具有EDAR370A基因型，而不是EDAR370V基因型。在世界范围内比较，东亚女性的乳房尺寸平均是A罩杯，俄罗斯人则达到了骄人的D罩杯。所以东亚女性很少同时拥有纤瘦的胴体和巨大的乳房。但是这种基因改变也有好处，这个基因同时决定了东亚女性的体毛和大汗腺分布较少，因此体味较轻，皮肤看起来更加细腻。

虽然东亚女性乳房容积普遍小于欧洲地区，但其中腺体比例高，所以即使产前母亲乳房偏小，也不用特别担心产后的宝宝缺少母乳。欧美女性的乳房脂肪比例高，触感就更柔软，形态上表现为上半球塌陷，下极浑圆饱满。

假体分类

我们有时候会在网络上看见一些形容乳房形状的奇怪形容词，比如"纺锤奶""木瓜奶"，这显然是一些不太好听的评价。整形外科要对乳房形状进行量化，可以按照乳房高度和直径的比例以及乳房突度进行基本划分：圆盘形、圆锥形、半球形。

植入的乳房假体根据形状可以分为圆形和水滴形。

水滴型假体又叫解剖型假体，具有宽度、高度和突度三种参数，而传统的圆形假体只有两个维度——宽度和突度。水滴形假体更符合人体解剖构造，有中等突度、

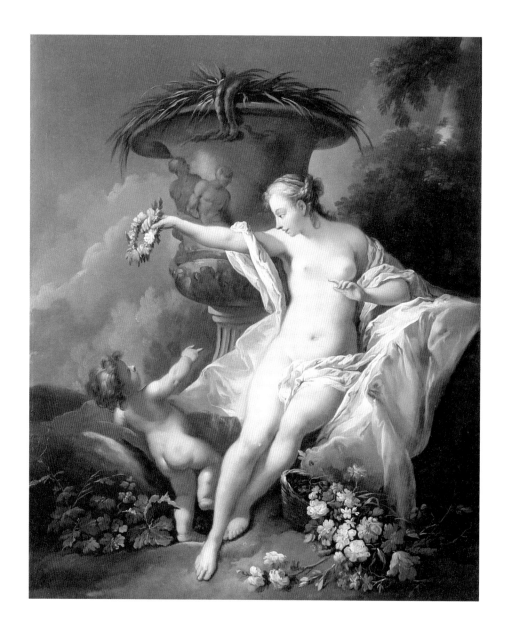

油画《维纳斯与丘比特》 作者：弗朗索瓦·布歇

有一个决定乳房脂肪细胞含量的基因EDAR在东亚人身上发生了改变，大部分中国女性具有EDAR370A基因型，而不是EDAR370V基因型，所以东亚女性很少同时拥有纤瘦的胴体和巨大的乳房。但这个基因同时决定了东亚女性的体毛和大汗腺分布较少，因此体味较轻，皮肤看起来更加细腻。

由于乳房中含有大量脂肪细胞，如果图中女子减脂成功，乳房就会变更小一点儿。

全突度、超高突度等不同尺码。

根据材质，假体主要分为硅凝胶假体、水凝胶假体和盐水假体；根据表面性质，假体可分为光面假体和毛面假体。

历史上还出现过许多液态假体材料，比如液状石蜡、液态硅胶。"奥美定"又叫"英捷尔法勒"，曾经在 20 世纪 90 年代被从乌克兰大规模引进至中国市场。这种液态物质除了容易导致乳房局部感染坏死，还会经过代谢分布到全身，并有致癌的风险，很多患者最后需要手术取出。这种材料已经在 2006 年被国家食药监局正式禁止生产使用。

手术方式

假体植入有两个平面：乳腺下和胸大肌下。

（1）乳腺下平面：这种术式简单，且术后乳房形态自然、触感柔软。但由于植入平面较浅，适用于本身脂肪和乳腺量比较充足的患者。如果本身腺体和脂肪含量偏少，那么可能就无法完全覆盖假体，从而导致假体边缘显露出来，使包膜挛缩率增加。

包膜挛缩是假体隆乳术特有的并发症。假体是一种异物，植入人体后，假体周围的组织会因为异物反应形成包膜。这种包膜质地坚韧，是人体对异物产生的自然反应，起到隔离、包裹异物的作用。有报道称，手术后 8 个月时间内，有 6% 的患者发生了不同程度的包膜挛缩。对严重的包膜挛缩应该进行包膜切开或者切除手术。

（2）胸大肌下平面：这种术式是把假体植入胸大肌下方。由于肌肉收缩，假体可能会向上、向外侧移位。同时由于假体被固定于深部，患者不论站立还是卧位乳房都一样高挺，这并不符合正常生理特性。在手术中，如果剥离胸大肌深层间隙不够彻底，腔隙就会偏小，术后若发生包膜挛缩，假体就会被挤向上方，引起假体移位的并发症。

双平面植入术是目前流行的手术方法。假体一部分被放置于乳腺下，一部分被放置于胸大肌下方，综合了上面两类术式的优点。

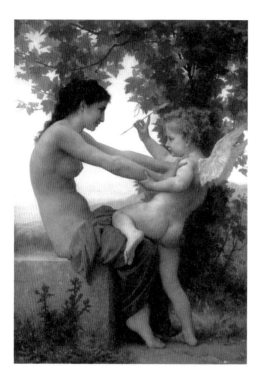

油画《抵抗爱神的年轻女子》
作者：威廉·阿道夫·布格罗

乳房形状可以按照高度与直径的比例以及突度基本划分为三种：圆盘形、圆锥形、半球形。图中少女的乳房紧致挺拔，呈圆锥状，腺体成分较多。乳房的主要成分是脂肪和腺体，脂肪较柔软，因此其所占比例的不同决定了乳房不同的触感。

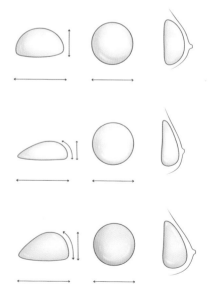

不同乳房假体形状示意图
插图作者：李一琳

植入的乳房假体根据形状可以分为水滴形和圆形。水滴形假体又叫解剖假体，具有宽度、高度和突度三种参数，而传统的圆形假体只有两个维度——宽度和高度。水滴形假体更符合人体解剖构造。图为圆形假体（上）和不同突度的解剖假体（中、下）。

在哪里做手术切口是患者非常关心的问题。乳房皱襞下和腋下是两个常用的手术入路切口，也有经乳晕甚至肚脐进行手术的。中国人会格外担心手术遗留瘢痕，因此腋下切口是比较常见的选择。

自体脂肪移植

10年前刚刚开始起步的自体脂肪移植隆乳术被人诟病，主要有以下两方面原因。

（1）移植的脂肪细胞容易坏死和钙化，而钙化是乳腺癌的影像学特征。因此医学影像专家担心脂肪移植会干扰对乳腺癌的诊断，导致乳腺癌误诊率增加。

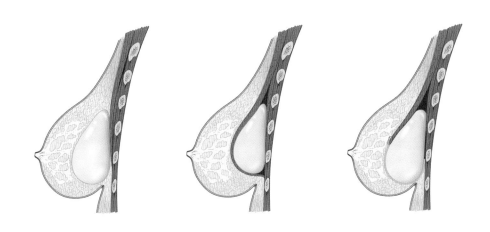

不同平面隆乳术解剖示意图　　插图作者：李一琳

左图：乳腺后平面隆乳术简单而且术后乳房形态自然、触感柔软。但由于植入平面较浅，适用于本身脂肪和乳腺量比较充足的患者，否则可能会显露假体边缘，而且包膜挛缩率高。

中图：胸大肌后平面隆乳术中，假体植入胸大肌下方。肌肉收缩可能会导致假体向上、向外侧移位。

右图：双平面植入隆乳术是目前流行的手术方法。

（2）体积保持率低。自体脂肪细胞吸收率可达50%，也就是说手术之后有近一半的脂肪细胞都不能存活。

后来的研究表明，影像学家的担心是多余的，而且现在也有很多办法可以提高脂肪细胞存活率和手术安全性。目前单次脂肪移植最大可以增大一个罩杯，总共增加600毫升体积。

在移植脂肪细胞之前可以佩戴负压乳房外扩张装置。据研究，患者连续佩戴10周，每天10小时，乳房体积能够平均增长100毫升。这给脂肪移植提供了空间。

自体脂肪移植联合假体植入是目前流行的手术方案：先施行假体植入，使乳房体积明显增大，再移植自体脂肪细胞起到局部修饰的作用。比如在乳房内侧和上极注射，加深乳沟，掩盖假体边缘。多层次多方向的脂肪注射可以尽量保证乳房形态的完美。

自体脂肪细胞的采集一般来自自身腰腹部和大腿等处。采用水动力的密闭式脂肪抽吸术，可以减少采集脂肪细胞过程中的污染和破坏。抽吸出来的脂肪只有进行静置沉淀，才可以分离出脂肪干细胞。

脂肪干细胞移植是目前研究热点

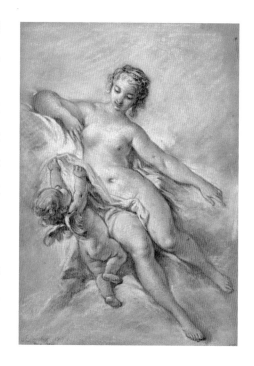

素描《维纳斯和丘比特》
作者：弗朗索瓦·布歇

女性卧位的时候，乳房的脂肪组织受重力影响会向两侧平摊开来。那种在平卧位还高耸翘立岿然不动的乳房，多半是在胸大肌下平面植入了假体。

之一，也是许多美容机构的热销项目。一个主攻干细胞移植研究的外科医生曾经言辞夸张地告诉我："干细胞的好处就是打在哪里就长哪里，打在胸上就长胸，打在屁股上就长屁股。"

但实际上，脂肪干细胞的再生分化能力有限，目前主要利用的是其血管形成能力，其临床效果还需要进一步探究。

第2节　提升与重建：减容术

女性以胸式呼吸为主，而男性以腹式呼吸为主。所谓胸式呼吸是指肋间外肌收缩牵拉肋骨，胸腔以前后扩张运动为主；腹式呼吸则是膈肌明显下移，牵引胸腔扩大，呼吸时可以看到上腹部明显起伏。

女性静坐时，胸部会随着胸腔呼吸运动微微起伏，但巨大的乳房会压迫呼吸、牵拉颈肩疼痛，夏天出汗还会导致皮肤湿疹。女生还要面对挑选衣物时的巨大困扰：很多普通衣物上身之后也都显得色情味十足，不适于大多数工作场合。

巨大的乳房还容易增加下垂的风险。乳房下垂，暗示着衰老和生育能力的减退。下垂塌陷，乳头过大，乳晕颜色加深：我们生活在丛林中的那些祖先只能凭此辨别女子是否已经过了最佳生育期，由简单的自然法则形成审美观念。我们今天当然不会如此狭隘。

乳房解剖美学

现代整形外科对乳房的测量起始于20世纪50年代，有人提出理想的乳头平面应该和肱骨中点位于同一水平线上。随后，以两乳头、胸骨上切迹为标志点，美学三角的概念出现了。以两乳头连线为乳头间距，乳头至胸骨上切迹为胸乳距，大致可以构成一个等边三角形。如果乳头间距窄而胸乳距长，就可能提示乳房下垂。

标准的乳房测量数据应该满足下页表。

表6.1　乳房美学标准

乳房正面	两乳头至胸骨上切迹的距离与两乳头的间距大致构成一个等边三角形；乳头和乳晕的直径比为1：3左右
乳房侧面	乳房上极为略突出的直线，下极为1/4半圆弧形；上下半球比为45：55；乳头上翘20°
身体比例	胸围、身高比例为0.55；胸腰臀比例为1.00：0.72：1.10

　　乳房组织的弹力主要由纤维结缔组织决定。悬韧带从乳腺小叶表面到乳房前的浅筋膜均有分布，起到支撑悬吊乳房的作用。

　　女性的乳房从青春期开始发育，由圆锥形逐渐发育为浑圆饱满的半球状，然后受重力影响，向外向下移动形成泪滴状。这时乳房下半球和胸壁形成皱褶，称作乳房下皱襞，这是正常成熟的形态。在此之后乳房逐渐塌陷萎缩。

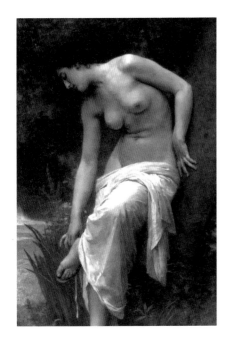

油画《浴罢》　　作者：威廉·阿道夫·布格罗

乳房组织的弹力主要由纤维结缔组织决定。悬韧带从乳腺小叶表面到乳房前的浅筋膜均有分布，起到支撑悬吊乳房的作用。图中女子乳房下缘最低点略低于乳房下皱褶，但是乳头平面是正常的，这是乳房组织受到重力作用产生的自然现象。

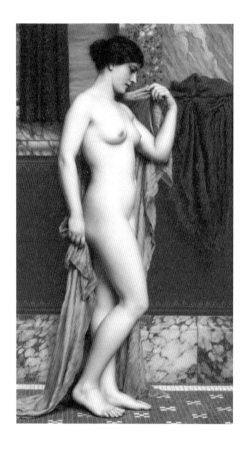

油画《温水浴室》
作者：约翰·威廉·格维得

如图所示，乳房侧面美学特点包括：乳头平面、上极、下皱襞。乳房上极为略突出的直线，下极为1/4半圆弧形，上下半球比为45：55。

女性的乳房从青春期开始发育，由圆锥形逐渐发育为浑圆饱满的半球状（图中女子乳房形状），然后受重力影响，向外向下移动形成泪滴状。这时乳房下半球和胸壁形成皱褶，称作乳房下皱襞，这是正常成熟的形态。在此之后乳房逐渐塌陷萎缩。

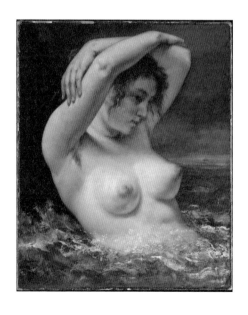

油画《海浪中的女人》　　作者：居斯塔夫·库尔贝

从图中可以看出，影响外观的，除了乳房容积大小之外，还有位置、高度、乳房上极斜面、基底大小、乳晕的比例与颜色等。

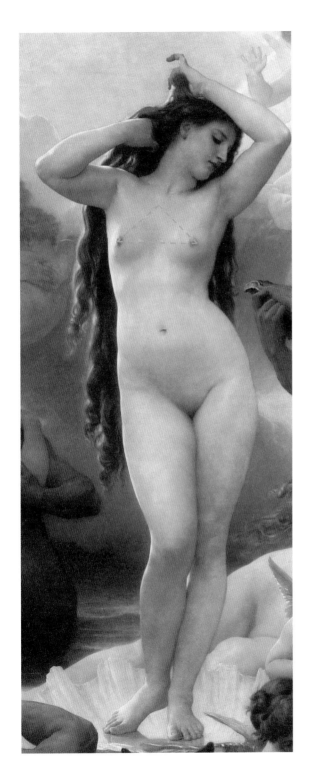

油画《维纳斯的诞生》局部
作者：威廉·阿道夫·布格罗

画中维纳斯的乳房目测在A、B
罩杯之间，呈圆盘状。以乳头、
胸骨上切迹（就是两侧锁骨正中
间的位置）作为标志点，两乳头
之间为乳头间距，乳头至胸骨上
切迹为胸乳距，大致构成一个等
边三角形（图中绿色虚线所示），
这就是美学三角的概念。如果乳
头间距窄而胸乳距长，可能提示
乳房下垂。

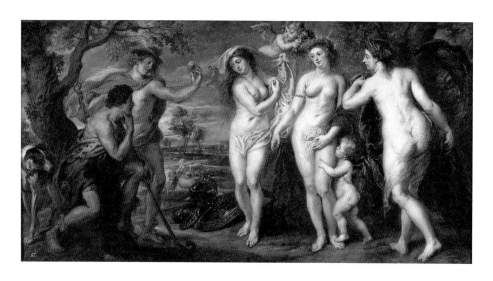

油画《帕里斯的评判》　　作者：彼得·保罗·鲁本斯

在古希腊神话故事中，特洛伊王子把金苹果送给上图居中的爱神阿佛洛狄忒，爱神阿佛洛狄忒许诺他与最美的女子海伦相爱，这成为特洛伊战争的导火索。

为阿佛洛狄忒当模特的这名女性后来成为画家鲁本斯的第二任妻子。用今天的审美眼光来看，她的左右乳房对称性欠佳，左乳偏小而右乳有一点儿外扩。在鲁本斯其他采用这个模特的画作中，同样也能看到这一点缺陷。这种左右乳房的不对称性，其实在女性中普遍存在，内衣就可以很好地修饰这一点。

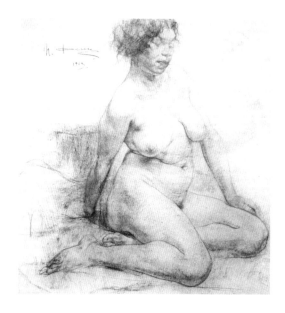

素描　　作者：尼古拉·费欣

乳头和乳房下皱襞的高低关系决定了乳腺下垂的严重程度。乳头与下皱襞水平，最低点超过下皱襞1至3厘米为乳房中度下垂，而图中女子乳头位置与最低点接近水平，而最低点超过下皱襞3至10厘米，属于重度下垂。

可以对乳房下垂严重程度进行分类。

表6.2　乳房下垂严重程度分类

分类	乳头与乳房下皱襞关系
轻度下垂	乳头与下皱襞保持水平或稍低
中度下垂	乳头位于下皱襞和最低点之间，最低点超过下皱襞1至3厘米
重度下垂	乳头与最低点保持水平，最低点超过下皱襞3厘米以上

乳房腺性下垂是一种特殊的情况，指的是乳头位置没有改变，而腺体组织下垂明显，这是乳房组织的异常分布。

提升与缩小手术

乳房上提固定术适用于乳房下垂而乳房容积并没有明显增大的患者。这种手术需要将乳腺组织剪切游离成几瓣，将上极缝合固定于胸壁，把乳腺其余部分折叠后重新缝合成形。手术起到提升乳房的作用，但并不会导致乳房容积减小。

巨乳缩小术的原则是将多余的皮肤和部分腺体切除，保留乳头乳晕并上提至正常位置。比如最常用的倒T切口下蒂法，其手术成功的关键是术前确定乳头位置，术中保留乳头乳晕部位的供血。

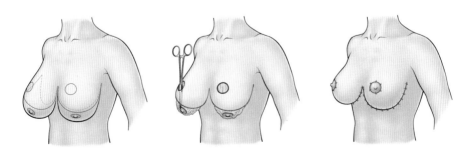

巨乳缩小术示意图　　插图作者：李一琳
巨乳缩小术的手术方式有很多种，图示的手术方案是最简单的。

乳房修复重建

　　演员安吉丽娜·朱莉的母亲在20世纪70年代也是一名电影演员，因患卵巢癌去世。朱莉家族携带有突变的BRCA1基因。BRCA1/2基因负责维修损伤的DNA，其基因型由HRR突变为HRD之后，就丧失了修复DNA的能力。因此，医生预测朱莉罹患乳腺癌的风险达到了87%，卵巢癌的发病率也有50%。她在2013年预防性地切除了乳腺，之后又在2015年预防性地切除了卵巢。

　　在《古墓丽影》系列电影当中，安吉丽娜·朱莉的银幕形象像一头性感野性的

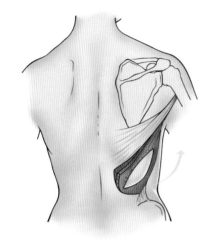

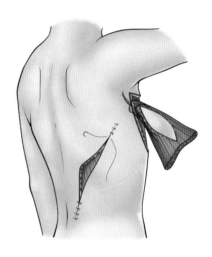

背阔肌皮瓣乳房重建示意图
插图作者：李一琳

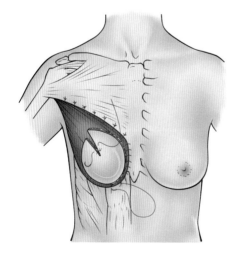

母豹，这种激进大胆的治疗方案符合她的性格，可以一劳永逸地解决问题。影迷也大可不必担心她手术之后的身材，她完全可以支付巨额费用来延请世界一流的整形外科团队为其进行乳房重建。

乳腺癌是女性发病率最高的恶性肿瘤。患者在接受乳腺癌手术治疗时可以选择 I 期或者 II 期乳房重建。I 期重建又叫即刻重建，与乳腺癌保乳手术同时完成，为患者避免了多次手术的痛苦。

除了植入假体之外，采用背阔肌皮瓣、腹直肌皮瓣等进行再造也是乳腺癌术后进行乳房重建的一种选择。在整形外科中，皮瓣移植能否存活的关键就在于血供。采用背阔肌皮瓣是把背部的皮肤肌肉还有脂肪组织作为一个复合体。由于肌皮瓣保留了供血的动脉，因此以血管蒂为轴，肌皮瓣可以通过皮下隧道转移到胸部，用来重建乳房。

第7章 臀整形

中国人通常认可的是比例适中的圆润臀部。

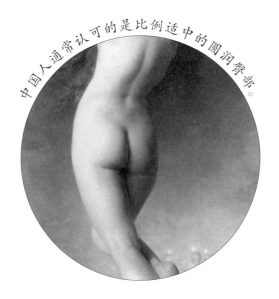

差不多20年前，我在百无聊赖的青年时期，读了很多关于同性恋的著作（如李银河、王小波合著的《他们的世界》）。那会儿还没有什么"腐文化"，大众健身运动也不像今天这样广泛流行。我误以为只有男同性恋才会在性活动中迷恋那种肌肉虬结的肉体。王小波在小说《东宫西宫》里也这样描绘男同性恋主人公阿兰的身体："从镜子望，看到了自己的后半身：紧凑的双腿，窄窄的臀部。"这样的书读多了，结果就是当我离开医院，行走在东单公园附近的时候，看谁都觉得像同性恋。

那时候大家还都认为适宜的皮下脂肪层才能体现女性的柔美。在几十年前的中西画作里出现的，要么是纤细柔弱的女子，要么是高大健硕的美人，我们几乎找不到今天流行的女性健美形象：保持极低体脂率的同时还有明显的胸臀等女性性征。

生活习惯和时尚风气会因为商业利益的原因而被刻意诱导影响。西方饮食文化中对于甜食的强大迷恋是很多中国人不能接受的，有些食物"甜到齁人"。直到现在，从美国回来的人们也会抱怨当地人摄入的甜食实在太多了。著名医学期刊《美国医学会杂志》的子刊曾经发表了一篇文章，揭露美国糖业协会在20世纪60年代通过提供研究基金的方式对"过多摄入糖制品会增加心血管疾病风险"的研究结果进行了干预，从而控制舆论，增加糖制品销量。实际上，现在国内中产阶级家庭生活中对高端新鲜牛奶的推崇，也受到了奶制品行业广告营销的影响。

在今天，运动健身产业开始不遗余力地宣传健身所带来的好处，还给女性身体各个部位取了很多名词：马甲线、比基尼桥、腰窝、大腿缝等等。

在我小的时候，明显的性征特点是让人感到难为情的。中学时期的"小流氓"曾信誓旦旦地告诉我说，看女孩走路时能不能并拢大腿，就能判断这姑娘还是不是处女。王朔在小说《动物凶猛》里记录了几十年前的北京大院子弟这样骂人："一看就是圈子，屁股都给X圆了。"

翘臀并不是女性生殖力强的表现，脂肪的堆积和宽大的骨盆才表明了丰富的营养和易于分娩的骨性产道。我们观察一下处于发情周期的哺乳动物高高翘起易于交媾的臀部，就会明白翘臀意味着更强烈的性吸引力。古代先民会把丰收庄稼和生殖繁衍联想在一起，那个时期的雕塑作品，常有巨大夸张的男女性器，这是明显的生殖崇拜。而性愉悦与生殖功能的分离，是现代工业社会的特点。

实际上，现在健美爱好者极力标榜的翘臀，没有专门的力量训练是不可能自然呈现的。不同的族裔本来有不同的身材特点，对臀部也有不同的审美认知。拉美人会希望臀部的内外侧都很丰满；非洲人则会期望拥有更加巨大的臀部，这种丰满的臀部曲线应该延续到大腿外侧；而中国人通常认可比例适中的圆润臀部。

因此，今天不同人群对臀部美学特点的认知有很大的差异，整形外科医师为了清楚地区分这种差异，对臀部做了美学单元分区。

表7.1　臀部美学标准

背面	侧面
1.　臀沟上方，臀内侧和骶间隙形成"V"形区，反映出轮廓清晰的臀部肌肉	1.　从腰骶部向下呈流畅的"S"形曲线，臀部最突出点与骶骨水平
2.　臀皱襞由内向下外侧倾斜，臀部和两大腿之间形成菱形空隙。水平或者向外上倾斜的臀皱襞缺少美感	2.　臀部突度达到2：1
3.　臀中部外侧曲线流畅饱满，没有凹陷	3.　腰臀比接近0.7

臀部最高点至股骨大转子的距离除以股骨大转子至耻骨联合最高点的距离，得到的就是臀部突度。许多女性通过脚踩高跟鞋使腰椎反曲，达到骨盆前倾，给人以臀部上翘的错觉。

隆臀可以通过植入假体完成，但是这种手术的并发症较多，效果也不好。目前90%以上的臀部整形手术还是采用自体颗粒脂肪移植的方式，即通过改变腰臀部的脂肪分布来实现。

为了提高脂肪细胞的存活率，在吸取腰腹部的脂肪时应该注意避免过大的负压，然后离心分离出脂肪细胞。尽管如此，仍会有差不多1/3的脂肪细胞会遭到损坏。如果单侧臀部需要600～1000毫升的脂肪细胞，则应该抽吸制备1800～3000毫升的脂肪颗粒。有文献报道，单侧臀部自体脂肪注射量最大可以达到1800毫升以上。

从骨膜到皮下，分层次注射可以保证脂肪均匀分布；皮下血肿会毁掉隆臀手术，因此术后必须用纱布压迫包扎并让患者穿戴弹力服。

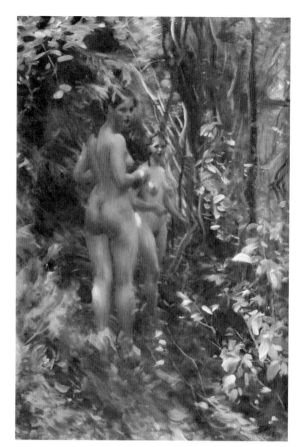

油画《母鹿》
作者：安德斯·佐恩

紧致的臀部肌肉显示出主人的青春活力。画家给我们展示的是19世纪北欧乡村那些没有刻意训练过的劳动女性身材。可以看出图中女子臀部外侧的凹陷。

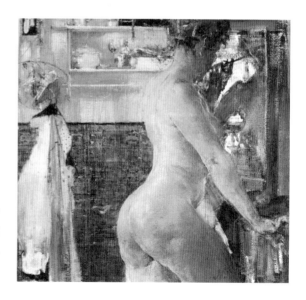

油画　作者：尼古拉·费欣

肥大健硕的臀部和饱满的大腿外侧线条，这是费欣给我们展示的20世纪初的俄国女性。画作线条粗糙，用色明快饱和。

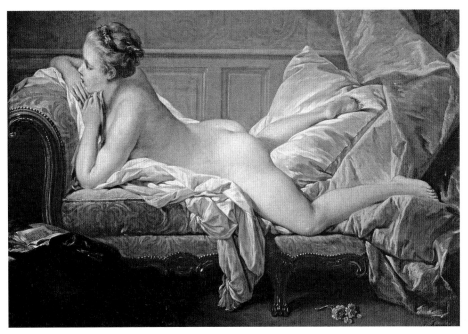

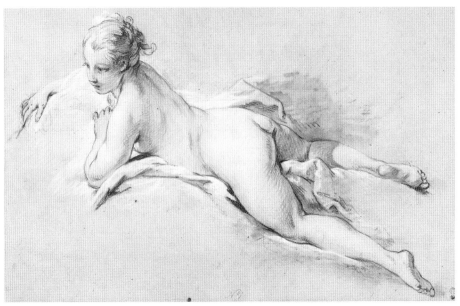

上图：油画《沙发上的奥达丽斯克》，下图：素描《宫女》　　作者：弗朗索瓦·布歇

布歇是18世纪法国洛可可绘画艺术的代表人物，其作品色情意味浓厚。注意对比两幅画中女子腰部臀部之间脂肪堆积的不同，上图女子腰骶部和臀沟上方形成"V"区。据说法王路易十五看见《沙发上的奥达丽斯克》后不久，模特儿奥达丽斯克就成了他的情妇。

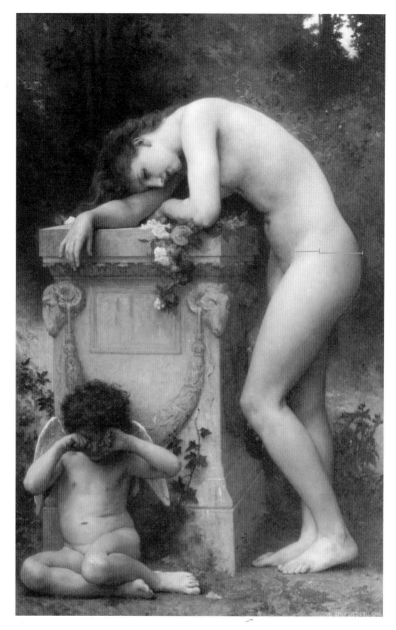

油画《哀歌》　　作者：威廉·阿道夫·布格罗

臀部最高点至股骨大转子的距离除以股骨大转子至耻骨联合最高点的距离，得到的就是臀部突度（图中绿色线段所示）。饱满的臀部突度应该达到 2 ∶ 1。腰臀比是判定中心性肥胖的指标之一，一般认为腰臀比接近 0.7 是最佳的比例。

图中哭泣的小天使叫爱洛斯，也是《抵抗爱神的年轻女子》中的那个天使。

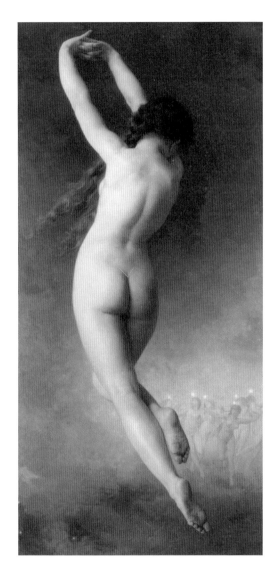

油画《消失的普勒阿得斯》
作者：威廉·阿道夫·布格罗

画中女子具有比例适中的臀部和圆润的曲线，符合大众传统的审美。而要想实现臀皱襞由内向下外侧倾斜（图中红线所示），使臀部内侧和两大腿之间形成菱形空隙，就需要深蹲这一类的力量训练来增强臀大肌。否则随着年龄增长，水平或者向外上倾斜的臀皱襞会因为松弛下垂而会失去美感。

在当下，许多女子希望自己拥有更加清晰的臀肌轮廓，在腰骶部和臀沟上方形成界限分明的"V"区（图中绿线所示），并可以清晰地看见腰窝。由此可见，我们今天的审美喜好已经较数十年前有了巨大改变。

第8章 女性私密整形

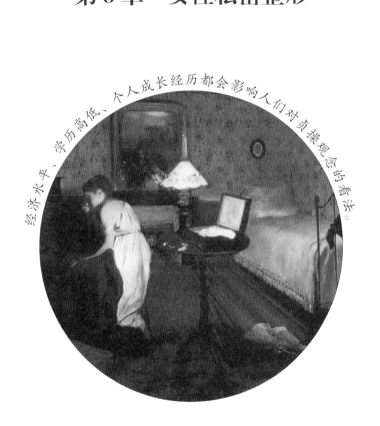

经济水平、学历高低、个人成长经历都会影响人们对贞操观念的看法。

第1节　观念割裂：处女膜修复

今天我们谈论女性生殖器整形，或者说女性私密整形时，会发现这一大类手术项目指向两个完全截然相反的治疗目的。

一部分手术是想通过技术手段帮助患者伪装成缺少性经验的女性，比如处女膜修复、小阴唇缩小，还有乳头外阴皮肤漂红；另一部分治疗强调可以改善女性的性快感，比如阴道紧缩、G点注射和盆底肌康复训练。

这种巨大矛盾反映出目前不同人群在对女性应该扮演何种社会角色这个问题上，存在着严重的割裂性思想观念。

一般认为，在婴幼儿时期，女性的处女膜作为阴道口的薄层黏膜组织可以起到隔离保护生殖器的作用，而对于已经性成熟的女性，这显然没有任何用处。

处女膜中间有方便经血通过的小孔，呈圆孔、筛孔等形状，因人而异。如果处女膜没有开口，则被称作处女膜闭锁。在儿童医院，外科医师有时会接诊处女膜闭锁的患者。这些刚进入青春期的小患者常因为没有月经、下腹疼痛而来就诊，超声检查会发现她们的经血积存在子宫和阴道，需要通过手术切开处女膜引流经血。

关于处女和处女膜相关的很多问题，我们可以使用古希腊先哲苏格拉底的反诘法来帮助大家思考。

处女膜完整是否意味着一名女性就是处女？处女膜不完整是否就意味着一名女性不是处女？

首先，我们如何定义处女呢？是指没有性经验还是指保持处女膜的完整？

如果是前者，那么性经验指的是什么呢？是亲吻爱抚、生殖器接触这一类边缘性行为，还是阴茎的插入？那么经口和经肛门的性行为算不算性交呢？就像不同国家的法律在判断"强奸"时，对"性交"也有不同的定义，大部分国家采用的是生殖器接触说，也有国家采用阴茎的插入甚至射精完成来定义性交。

如果处女是指处女膜的完整，显然有很多性行为之外的原因可以导致处女膜的破裂，比如剧烈运动、骑跨伤，以及自慰。

临床上有时还能见到已经发生过几次性行为的女性前来妇产科就诊，结果发现处女膜仍然完整。这是因为有的女性处女膜比较坚韧，开孔较大，初次性行为并不会撕裂处女膜。我在妇科门诊实习的时候曾经见过一名年轻女子，因为和男友初次性行为之后内心惊慌，担心怀孕和感染来就诊。门诊的妇科医生使用窥阴器给她做经阴道检查，才发现她的处女膜并未完全撕裂，倒是因为这次检查引起少量出血。

体检报告对女性外阴生殖器的描述会写作"未婚型/已婚未产型/已婚已产型"。所谓的未婚型就是医学上鉴定为女性处女膜完整。但是注意，报告鉴定的是处女膜，而不是鉴定处女。

至于是不是做过处女膜修补术，由于手术之后一般会留下不甚明显的瘢痕，有经验的妇产科医师和整形外科医师仔细检查一般是可以区别的。

网络上针对处女膜修补术有着铺天盖地的争论，然而就当今社会而言，这种现象既已客观存在，可能还会继续存在一段时间，这让人无奈，也值得大家深思。思想观念并不像手术，可以简单快速、立竿见影地产生改变，但点滴思考积聚起来，也许就能打破固有思维，使女性不再为此感到困扰。

处女膜修补术是一个通过局部麻醉就能完成的小手术。传统的做法是修剪已经撕裂并形成瘢痕的处女膜，形成新的创面，直接缝合创面边缘。但是有报道称这种术式的成功率只有50%左右。其原因在于，阴道外口松弛，直接缝合张力太大，血供太差，同时手术区域靠近尿道和肛门，容易因为感染导致切口不愈合。

提高手术成功率的关键，主要有以下两点。

（1）减少缝合张力，这需要剥离阴道黏膜，缝合阴道黏膜肌层。即使处女膜残留很少甚至没有残留，也可以剥离阴道黏膜，让阴道黏膜作为处女膜的替代，缝合完成手术。

（2）增加缝合时创面的接触面积，这主要在于缝合方式的设计。

做到以上两点，手术成功率可以达到80%至90%，实现预期目标：阴道外口缩小，处女膜完整。术后首次性行为时产生突破感，增加疼痛感，增加出血。

在此基础上，有很多文献报道了各自创新的术式。至于私立的整形机构，那就

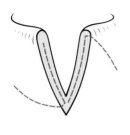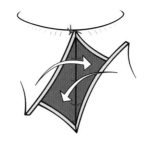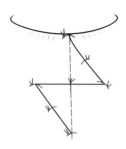

处女膜修补术示意图　　插图作者：李一琳

处女膜修补可以修剪处女膜残缘后形成创面直接缝合，但是愈合成功率不高。也可以如图所示，游离为内外两层，内层直接缝合，外层交叉呈"Z"字形后缝合，这样使得缝合接触面积增大，有利于愈合。提高手术成功率的关键在于两点：减少缝合张力和增加缝合时创面的接触面积。

更有花样百出的噱头。但在我看来，这些方案并没有根本性的差异。

验证处女，一定是在进入父系社会和建立私有制之后才有的事情。随着女性成为男性、家族的附属物，成为私有财产的一部分，女性的贞操就成了财产权的一部分。在古代，有的地区还流传有把女子再嫁之后的头胎婴儿杀死的习俗，因为她再嫁的男方家庭无法判断这个孩子是不是自己家族的血脉。

如果多读一点儿古代经典文学名著，就会明白古代人在伪装处女这方面也下过大功夫。现代外科建立已有200年之久，而关于这项极其简单的手术的学术报道出现才不过几十年时间，这是不符合学术发展规律的事情。我相信这是由于手术本身的私密性决定的，这项特殊的技术应该已经偷偷传承很多年了。

根据学术报道，大多数患者要求做处女膜修复，是因为"年幼冲动""无知被骗""意外发生""再婚""特殊行业"等等。但是十年前我见证了同一名患者在一年时间之内完成了两次成功的处女膜修补术。对其手术动机，我有了不同的看法，我怀疑这名女子的做法其实是在婚恋市场的一种投资行为。

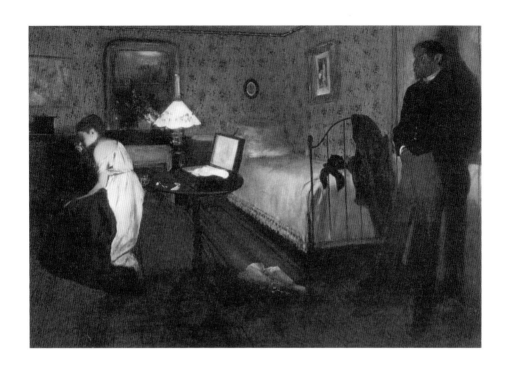

油画《房间里》　　作者：埃德加·德加

德加的这幅油画《房间里》又名《强奸》。画中男子神色冷漠，女子掩面抽泣。我们能够推测房间里刚刚发生了可怕的事情，油画展现的正是性暴力结束之后的场景。最初的处女膜修补手术就是为意外失贞的女子提供的补救措施。在贞操观念越强烈的社会，施行这种手术就越隐秘小心。

　　我们从新闻中可以了解到，有的地方居然还存在"女德课"这种封建残余，还提出"女孩最好的嫁妆就是贞操"这种说法。其实也不需奇怪，社会高速发展，地区经济文化发展不平衡，男女人口结构不平衡，导致人们思想观念差异巨大。恩格斯说过："对于资产阶级而言，婚姻和卖淫的区别不过是批发和零售。夫妻双方都是在卖淫，而以妻子为常见。只有双方之间不存在经济关系了，才是真正的婚姻。"（恩格斯《私有制、家庭、国家的起源》）。因此，会有一部分适龄女性把贞操作为婚恋市场上的筹码，甚至反复出售。

　　经济水平、学历高低、个人成长经历都会影响人们对于贞操观念的看法。在20

多年前，大多数男性读者初次读到《神雕侠侣》中的小龙女意外失贞，都会自我代入，然后异常心痛。可是据报道，现在北京的年离婚率已经接近40%。再过20年会发生什么呢，婚姻制度会不会解体呢？我们对两性关系、婚姻和家庭的看法，又会有什么样的改变呢？

十几年前我读整形外科研究生的时候，还创作了一首打油诗。现在看来正反映出本人年轻时代阅历不足、思想浅陋。今天奉上以飨读者，不过博君一笑。

无能为力

我可以

用小刀削平岁月的痕迹

我可以

把硅胶塞进胸大肌间隙

我甚至可以

将早已破裂的处女膜

小心翼翼缝补起

但是别人

留在你心里的秘密

我却无能为力

第2节　张弛有度：阴道紧缩

据说，中国历史上妇女缠足源于唐宋时期的宫廷，而经历靖康之耻过后的汉族妇女，遭受到更加强化的禁锢。到明清时期，缠足已然成为一种社会风气。

至于为什么要通过缠足禁锢女性，还有一种更加隐秘的说法，是因为小脚女性能够为男人提供更多的生理快感。小脚女性走路不便，迫使大腿内侧肌肉用力，肌肉长期代偿的结果就会导致阴道紧缩。

阴道紧缩术刚刚在欧美医疗市场推广的时候，女权主义者对其进行了强烈谴责，认为这个手术仅仅是为了满足男性的性欲，是对女性的物化。而在今天的中国医美市场，女性私密整形已经成了增长最快的整形项目之一。许多美容医疗机构的广告噱头仍然是"增强夫妻生理快感，挽回濒临破碎的婚姻"。

这项术式在欧美和中国市场的流行中存在不同争议。这就像香烟的流行一样，受到不同社会文化的影响。在欧美国家，女性吸烟是女性平权、独立个性的彰显，可以登上电影大荧幕；但是在中国，男人们聚在一起的时候，吸烟则是一种社交手段。

阴道紧缩更准确的称呼是阴道成形术，通过对阴道口、阴道腔的阴道黏膜上皮和肌肉层进行缝合处理来收紧阴道，增加性交时的摩擦力。目前还有一些方法是通过注射或者植入具有生物相容性的材料来紧缩阴道的，但是临床效果还需要长期的观察。

女性产后阴道松弛还常伴随盆底肌功能障碍，包括尿失禁和盆底脏器脱垂。孕妇骨盆底部肌肉长期受到压迫，失去弹性，肌张力减退。这时候发生咳嗽等使腹腔压力增高的动作，就会有尿液溢出。文献报道，分娩之后会有2%～30%的妇女罹患不同程度的尿失禁，这会严重影响生活与社交。

通过训练盆底肌肉来加强肌肉张力，教会患者正确收缩阴道肌，这种康复治疗方法叫作凯格尔运动。现在有很多火爆的产后培训班宣传通过这种训练方式改善女性产后盆底功能，同时提高夫妻生活质量。

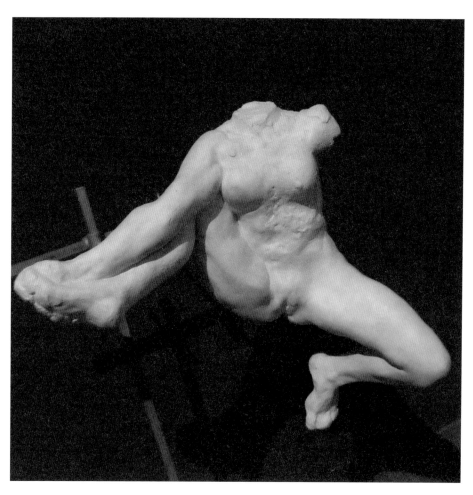

罗丹雕塑　　本书作者拍摄

电影《罗丹的情人》讲述了雕塑家罗丹和他的学生，也是他的模特和情人卡蜜儿的故事。电影中部分场景再现了罗丹的创作过程。此尊雕塑展示出女性美丽矫健的身体。正确的盆底肌肉训练可以改善女性分娩后的盆底功能，避免尿失禁。

阴唇缩小与漂红

有一些女性抱怨在运动、穿紧身裤和发生性行为时肥大的小阴唇会引起疼痛，因此要求做小阴唇缩小手术。但更多的患者是出于对自身生殖器外形的不满意而要求做这项整形手术。互联网时代的信息传播让女性之间有了更大胆的交流，也有更多机会把色情照片跟自己的身体进行对比，并因此丧失自信。小阴唇缩小术最常见的术式是小阴唇中央楔形切除术，这种方法可以保留正常的解剖结构和小阴唇外缘。

外阴色素沉着跟个体肤色差异、年龄增长、怀孕分娩前后激素水平变化相关，和长期性行为的局部摩擦关系不大。化学药物剥脱有导致外阴癌的风险，但这种对于乳头、乳晕和外阴的漂红技术还一直在很多美容院里偷偷开展。目前唯一安全的治疗方式是激光治疗，激光可以破坏外阴皮肤中的黑色素，使外阴颜色变浅，有效期一般在半年左右。

第9章 男科整形

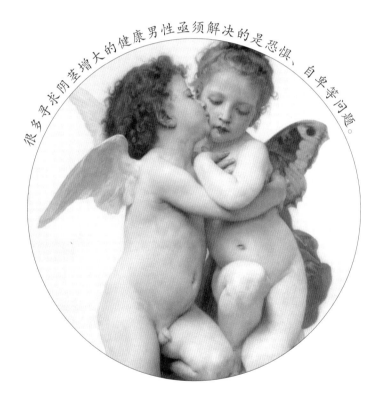

很多寻求阴茎增大的健康男性亟须解决的是恐惧、自卑等问题。

第1节　露出问题：包皮环切

包皮过长是指在勃起状态下过长的包皮妨碍了龟头的暴露。

在非勃起状态，包皮都会长于阴茎体。阴茎勃起之后，包皮通常都会略微长于阴茎体。天生万物，也没有说包皮的尺寸就需要和勃起的阴茎体严丝合缝一样长短。

实际上进入青春期开始探索自己身体奥秘的男孩子会发现，正是略微延长的包皮才有利于勃起状态下的阴茎体来回摩擦。这样看来，略微过长的包皮本来就是正常的生理现象。　由于宗教和文化不同，东亚地区历史上很少施行包皮切除术。如果个人卫生情况较差，龟头处皮肤反复感染会增加罹患阴茎癌的风险。这种情况最重要的是经常清洗身体，保持个人卫生，而不是必须手术。如果包皮过长并没有严重到影响性生活，是否切除包皮则取决于患者自身的需求。

包皮环切手术成功的关键在于确定需要切除的皮肤长度、系带的处理和彻底止血。切除皮肤不能过多，否则手术后包皮过短会导致患者阴茎不能完全勃起，因为牵拉疼痛影响性生活，这比包皮过长还要糟糕。你可以想象，一双大脚挤进小鞋里走路是多么难受的一件事情。

包皮环切术后包皮内板被部分切除，阴茎头和冠状沟等处原本稚嫩的皮肤暴露，长期接受外界摩擦刺激会让这里的皮肤角质化，逐渐增厚。这会带来两个结果。

（1）龟头敏感度降低

包皮切除术可以不同程度地降低龟头敏感度，有一部分早泄患者能因此延长性交时间。其实这和戴避孕套可以延长性生活时间是一样的。现在很多商业医疗机构就通过这种宣传来吸引客户，鼓励男士通过延长性交时间来取悦女性。

许多健康男性也受此蛊惑，希望能增强男性魅力。至于性功能正常的包皮过长患者是否能因此改善性体验，则因人而异。

（2）艾滋病感染率降低

现代流行病学数据显示，包皮环切术可以明显降低人类免疫缺陷病毒（HIV）

的感染率。随机临床试验证明，男性包皮环切术能使男性感染HIV病毒性的概率减少60%。

我在这里先要列出一个危险的、容易引人误入歧途的表格给大家看看。

表9.1　HIV感染途径与HIV感染率

HIV感染途径	估计感染率
肛交被插入方	0.5%
肛交插入方	0.065%
经阴道性行为女方	0.1%
经阴道性行为男方	0.05%
口交接受者	0.01%
口交插入者	0.005%

上面是在网络平台流传甚广的一组数据，说明了不同的性行为方式对HIV感染率有很大影响。要注意，我们在研究时，不可能真的让HIV病毒携带者去和健康人按照不同的方式进行性行为来得出这些数据，医学伦理绝不允许出现这种研究方案。以上数据是根据已有的流行病学资料在理想状态下推导出的理论概率。

对同一篇文献和同样的数据，专业人士和大众往往会得出不同的结论。我知道很多人在第一次看到这组数据之后获得了极大的自我安慰，但读者朋友们千万不能误以为感染率超低而心存侥幸。

实际生活中，性行为时间延长、生殖器皮肤破损感染都将大大提高感染率。在男男性行为中，经肛门被插入方感染率可达80%以上，插入方也可以达到30%。被插入方感染率远高于插入方，是因为肛门直肠黏膜最容易破损。

包皮环切术主要保护的是插入方，切除过长的包皮之后，冠状沟等处的皮肤增厚，可以减少性行为时摩擦导致的细小皮肤损伤，从而降低艾滋病的感染率，但其效果绝对比不上正确佩戴安全套。在发生危险性行为之后可以在72小时内开始药物阻断治疗，但最好的预防措施还是避免不安全的性行为。

包茎

包茎是指包皮开口太小不能显露龟头。婴幼儿的龟头和包皮内板存在生理性粘连，这对稚嫩的组织有着保护作用，属于正常生理现象。20世纪70年代和80年代出生的这一代人，现在已经成长为父亲、母亲，由于很多人自己在小时候没能获取正确的青春期生理卫生知识，所以对自己的孩子成长发育格外关注，常以为自己的小孩存在包茎需要手术治疗，其实这些年轻的父亲、母亲大可不必为此担心。随着青春期的发育，龟头会自然显露。如果青春期发育之后孩子狭小的包皮口还不能翻开并显露出龟头，那就需要手术治疗包茎。包茎的手术方案和包皮过长切除术几乎是一样的。

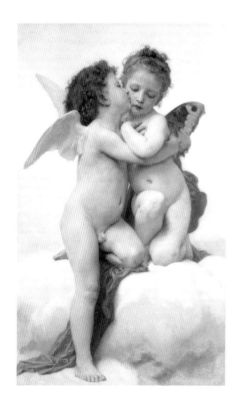

油画《幼年爱神与塞姬》　作者：威廉·阿道夫·布格罗

幼儿的龟头和包皮内板存在生理性粘连，对稚嫩的组织有着保护作用。随着青春期发育，龟头会自然显露。如果这时狭小的包皮口还不能翻开显露出龟头，那就需要手术治疗包茎。

阴茎侧弯

阴茎侧弯是另一个会对青少年产生严重心理困扰的疾病。

阴茎体由三根支撑物组成。最中间的一根叫尿道海绵体，两边是阴茎海绵体。我们已经说过，人体本来就不是绝对对称的。所以两根阴茎海绵体的长度有比较大的差异时，勃起状态下的阴茎就会向左右一侧弯曲。

有些人声称这跟自慰时用左手还是右手有关，这是不对的，也不要企图把它掰回来。有些人观看了大量色情电影，发现男演员们不光会出现阴茎左右弯曲，甚至还有上下弯曲的情况，于是执拗地声称"弯刀比直剑更好使"，这也是没有道理的。

不管怎样，只要勃起时没有疼痛，不妨碍性生活，阴茎侧弯是可以不用手术治疗的。通常阴茎侧弯达到30度以上才需要手术矫正。手术方法包括阴茎皮肤彻底脱套、完全松解阴茎周围异常分布纤维索带以及折叠阴茎腹侧或背侧白膜。

第2节 尺寸问题：阴茎增大

阴茎增大是在所有男科疾病治疗中都重点讨论的项目。

坊间流传鼻子大小和鞋码大小能反映男子性器的大小。我后来才发现，女性私下里也会讨论很多"又黄又暴力"的问题，所以也不奇怪大鼻子的男人会引起女士们的窃窃私语。这些观点当然属于无稽之谈，只能当作茶余饭后的娱乐笑料，很多严谨的科学研究都表明了阴茎长度和身高之间并不存在正相关性。

性学专家认为，阴道开口和阴道前1/3是主要的神经感受器分布区域，所以略微短小的阴茎对性生活不会产生影响。一般认为阴茎小于正常人平均值的2.5个标准差才符合阴茎短小综合征的诊断标准。所以根据大样本统计数据，阴茎在疲软状态下完全牵拉之后仍小于7厘米才属于阴茎短小。大部分男子都远超这个标准。

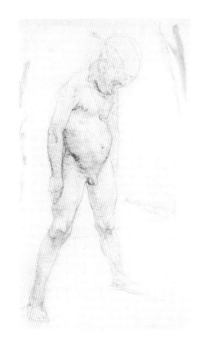

素描　作者：尼古拉·费欣

男人自己低头看时，会由于视线角度问题而觉得自己"尺寸"太小，这是海明威给出的解释。许多青春期的孩子在成长过程中都会为此忧心忡忡甚至垂头丧气吧。

性学专家认为，阴道开口和阴道前1/3是主要的神经感受器分布区域，所以略微短小的阴茎对性生活不会产生影响。一般认为阴茎小于正常人平均值的2.5个标准差才符合阴茎短小综合征的诊断标准。所以根据统计数据，阴茎在疲软状态下完全牵拉之后仍小于7厘米才属于阴茎短小。大部分男子都远超这个标准。很多寻求阴茎增大的健康男性主要是为各种不良信息所害，治疗的根本所在是解决恐惧、自卑等问题。

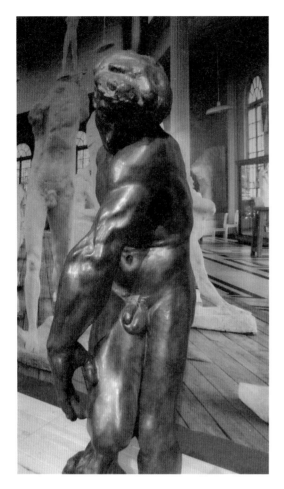

罗丹雕塑《亚当》　本书作者拍摄

"假如你有幸年轻时在巴黎待过，那么不管你一生中后来去过哪里，巴黎都与你在一起，因为巴黎是个流动的盛宴。"海明威这则名句来自其晚年出版的最后一本回忆散文集《流动的盛宴》。他在这本书里回忆了在20世纪20年代的巴黎和他一起生活过的朋友们。

书里面有个著名的故事——泽尔达故意抱怨她先生，也就是著名作家菲茨杰拉德有"尺寸问题"，以此恐吓他不要出去胡搞。忧心忡忡的菲茨杰拉德找到朋友海明威诉苦，于是海明威带他去卢浮宫观摩雕像来释疑。

很多寻求阴茎增大的健康男性亟须解决的是恐惧、自卑等问题，不过男性性器大小确实会对男女双方都产生心理上的影响。

海明威的名著《流动的盛宴》里面有个故事——在20世纪20年代的巴黎，海明威和同为作家的朋友菲茨杰拉德还都是穷小子，菲茨杰拉德经常被妻子泽尔达埋怨，说他有"尺寸问题"。

泽尔达就是《了不起的盖茨比》里面女主角黛西的原型。泽尔达这样说话的本意是想以此来防范她先生菲茨杰拉德出去胡搞。忧心忡忡的菲茨杰拉德找到海明威

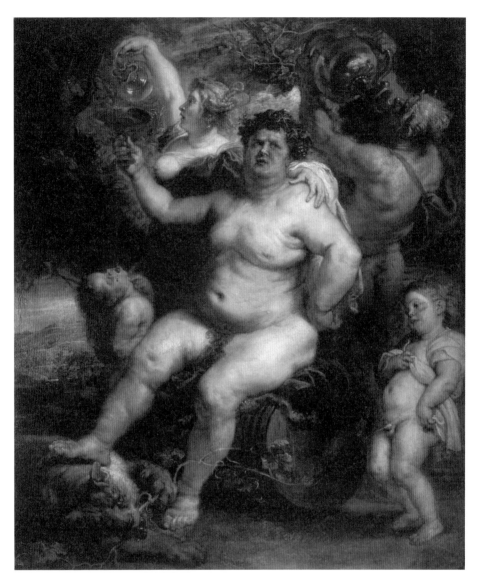

油画《酒神巴克斯》　作者：彼得·保罗·鲁本斯

肥胖中年男人的一个问题是撒尿时低头看不见自己的阴茎。下腹部的脂肪会把肥胖者的阴茎包裹起来，更加严重的问题在于病态的肥胖会影响体内激素分泌，从而损害男性性功能。

诉苦，于是海明威带他去卢浮宫观摩雕像，并且告诉他，男人自己低头看时，就会觉得"尺寸"太小。这是视线角度问题，海明威给出这样的解释。

在许多传奇小说里，为阴茎短小者提供的外科方案都是缝合嫁接驴鞭或狗鞭，这当然是不可能实现的。现代泌尿外科治疗阴茎短小最简单的手术方案是松解阴茎悬韧带，把埋藏在下腹壁内的阴茎体牵引出来，以达到延长阴茎的目的，一般能够达到延长1～2厘米的效果。不要对这样的数据感到不满意，因为对于真正的阴茎短小患者来说，能够在非勃起状态下延长2厘米已经是不错的治疗效果了。

肥胖的中年男性低头撒尿时难以看见自己的阴茎，是因为下腹部的脂肪把一部分阴茎体包埋起来了。在我老家乡下，有一句粗鄙的俗话，认为"干精瘦猴"的男人会有雄伟的性器，说的就是这个意思。所以这种阴茎延长术对下腹肥胖之人特别

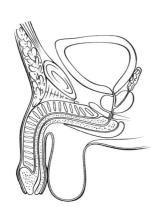

阴茎延长术示意图　插图作者：李一琳

现代泌尿外科治疗阴茎短小最简单的手术方案是松解阴茎悬韧带。如图所示，把悬韧带切断（如图中蓝色虚线所示），将埋藏在下腹壁内的阴茎体牵引出来，达到延长阴茎的目的，一般能够达到延长阴茎1～2厘米的效果。这种阴茎延长术对下腹部肥胖之人特别有效，松解阴茎悬韧带可以联合下腹部吸脂一起进行。

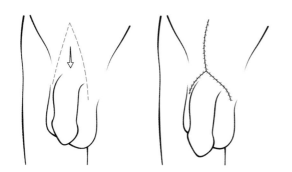

阴茎延长术切口示意图
插图作者：李一琳

图示松解阴茎悬韧带的手术切口设计。这是"V-Y"推进术式。如左图所示，先做"V"切口，将阴茎向外牵拉后再行"Y"形缝合，缝合效果如右图所示。

有效，松解阴茎悬韧带可以联合下腹部吸脂一起进行。

阴茎增粗术通常是在白膜和阴茎深筋膜之间放置填充物，这种手术一般可以使阴茎周径增加2～4厘米。有些手术经验不够丰富的医师为了避免并发症，会把填充物放置在比较浅的层面，比如阴茎深筋膜和浅筋膜之间。总的来说，填充层次越深，对手术技巧要求就越高。

填充物可以是自体脂肪，也可以是自体真皮或者同种异体真皮基质。同种异体真皮基质是指把来自他人的皮肤进行脱细胞处理后保留的细胞基质，这种基质不会引起免疫排斥。医疗市场上已有作为独立包装商品售卖的同种异体真皮。

也有一些男性会在文身店里接受治疗，通过在阴茎真皮层下放置一些钢珠来增强性刺激，他们的专业术语叫作"入珠"。我也在某些男患者身上见过同样的东西。

药物治疗无效的器质性勃起功能障碍患者，可以接受假体植入。最早的阴茎假体采用的是肋软骨，现在一般使用可膨胀型假体。这种假体带有储水囊，启动之后液体泵入假体，促使阴茎勃起完成性行为。这种储水囊的开关已经可以和智能手机无线连接，只需要点触一下手机屏幕，患者就可以完成勃起了。

因外伤等导致的阴茎缺损，可以切取自身的皮瓣进行再造手术。这种带血管蒂

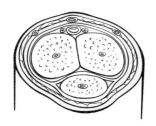

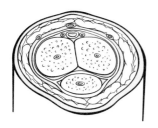

阴茎增粗手术示意图　　插图作者：李一琳

阴茎海绵体外面覆盖白膜、深筋膜、浅筋膜。阴茎增粗术通常在白膜和阴茎深筋膜或者阴茎深筋膜和浅筋膜之间放置填充物（右图白色条状物为填充物）。总的来说，填充层次深，手术效果较好，但是对手术技巧要求也会更高一些。

的游离皮瓣一般都是先在背部设计好后连同皮肤和肌肉一起切取，保留血管，围卷缝合而成。保留的血管蒂缝合之后可以供血，有利于移植成活。

目前的修复再造手术只能解决形态学方面的问题，对于局部的感觉功能修复还不能达到理想的状态。不过对于男性来说，虽然生殖器是最主要的性感受器，但全身其他性敏感地带的皮肤也具有性唤起的作用，最终获得性高潮体验是发生在大脑内的事情。作家阿城先生在杂文《爱情与化学》中说，有些老太监回忆自己其实也是有一些边缘性生活的，"咱们也能有那么回事儿"。

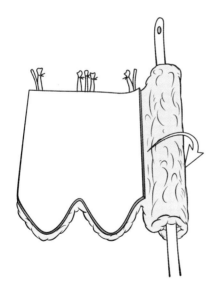
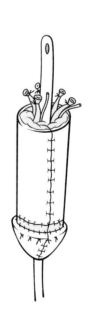

人工阴茎再造手术示意图　　插图作者：李一琳

第 10 章　皮肤毛发整形

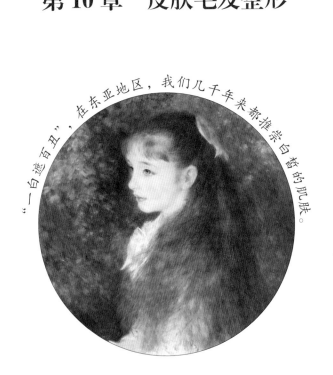

"一白遮百丑"，在东亚地区，我们几千年来都推崇白皙的肌肤。

第1节 进化残留：腋臭治疗

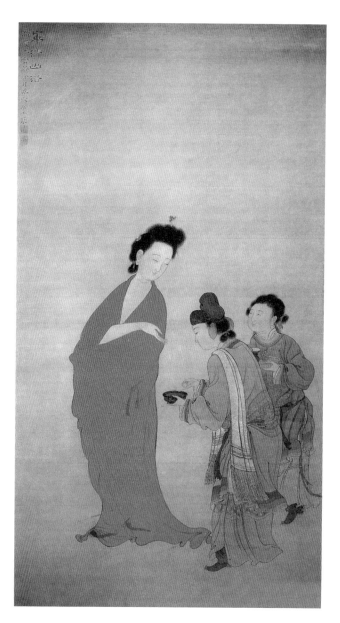

设色画《华清出浴图》
作者：【清】康涛

"侍儿扶起娇无力"，贵妃出浴是中国画的传统主题。中国人认为古代的四大美人各有缺陷，杨玉环"温泉水滑洗凝脂"，被认为有轻微狐臭，而来自西域的香香公主则传说体有异香——其实都是汗液分泌带来的体味。

中国人认为古代的四大美人各有缺陷。杨玉环"温泉水滑洗凝脂"，被认为是因为有轻微的狐臭才需要常常沐浴，而来自西域的香香公主则传说体有异香——这些其实都是汗液分泌带来的体味。

不同人对同一种味道的反应可能会大不一样。香水过于浓烈，闻起来就可能是刺鼻的恶味。情侣对彼此的体味极其敏感，有人做过实验，把情侣穿过的汗衫混在一堆别人穿过的衣物中，双方就像圈占领地的猎犬一样，凭借气味就能辨识出衣服的主人。

从昆虫到猎犬，有些动物能够分泌外激素，这是一种酯类物质，可以在群体中起到传递信息的作用，从而调节动物的生理和行为。

人类只会隐秘地受到外激素的影响。鼻腔内的嗅觉感受器连接第一对脑神经——嗅神经，直达中枢神经系统内的海马回。海马回和储存长期记忆有关，这是最原始古老的脑回路。所以嗅觉可以唤起我们久远的记忆，产生一系列情绪反应。

如果一个人分泌的汗液中含有的酯类正好符合另一个人的喜好，那种若有若无的气息就像是直接在大脑里缭绕。这是一种很难捉摸的气味，只能用奶香来勉强比拟。比茶，比酒，比香烟和咖啡，还要让人着迷。所以我相信香香公主的故事是真的。

希望每一个人都能够对上另一半的基因密码，遇到气味相投的人。那是一种周身散发着甜腻迷香，沁人心脾的感觉。

很多人接触过西方人后，才发现原来西方人的体味可以如此浓烈，除了沐浴之外，还必须使用抑菌剂、抑汗剂和大量香水来掩盖体味。而大家都表示，香水味混合了浓重的汗味更让人产生严重不适感。"狐臭"或为"胡臭"讹误而来，因为东方民族体味较轻，而在欧洲、非洲、中东等地，当地种族的人体味较重。

在中国人当中，腋臭发生率只有4%至8%。我们视为异类的，在别处却属常态。这是因为远古智人在走出非洲、向东亚迁徙的过程中有一个决定浓烈体味的基因发生了突变。它位于人体16号染色体短臂12区1带ABCC11基因538位点，属于显性遗传。有GG、GA和AA三种表现型。有很多欧洲人和非洲人是GG或者GA表现型，而中国人大部分是AA表现型。

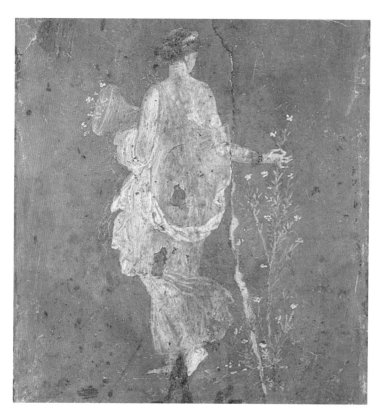

庞贝遗址壁画《花神芙罗拉》　　本书作者拍摄

"嗅觉是无所不能的魔法师，能送我们越过几千里，穿过所有往日的时光。果实的芳香使我们
飘回南方故里，重度孩提时光在桃子园中的欢乐时光。其他的气味，瞬息即逝又难于捕捉，却
使我们的心房快乐地膨胀，或是因忆起的悲伤而收缩。正当我们想到各种气味时，我们的鼻子
也充满了各色香气，唤起了对逝去夏日和远方秋收田野的甜蜜回忆。"——海伦·凯勒

　　这个基因用于编码 ATP（腺嘌呤核苷三磷酸）外排泵，导致大汗腺外排类固醇增
加。大汗腺主要分布在腋下，通过顶浆分泌的形式排放大量支链不饱和脂肪酸和硫
化的类固醇。加上大量汗液，促使细菌大量繁殖分解，因此异味恶劣。

　　以前在中国许多地方，人们对"狐臭"患者有着严重的歧视。因为会遗传，所
以在论及婚嫁之时，男方家中的女性长辈甚至会与女孩同住，来辨别女孩是否有
"狐臭"。许多女孩因此而极度烦恼自卑。尽管市面上有各种抑菌剂和抑汗剂，但是
对于严重的腋臭，还是需要手术治疗。

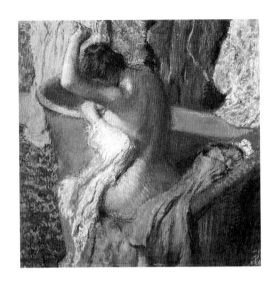

油画《坐着擦身的沐浴者》　作者：德加

会阴和腋下是体味最浓烈的部位，西方人体味远甚于东亚人，所以欧美人士普遍使用抑菌剂、抑汗剂和大量香水来掩盖体味。

浓烈体味的遗传属于显性遗传，而远古智人在走出非洲、向东亚迁徙的过程中，这个基因发生了突变，因此中国人当中腋臭发生率只有4%至8%。

　　腋臭治疗手术是个考验耐心的体力活儿。因为大汗腺主要分布于皮下脂肪层浅层至真皮下交界处，所以需要在腋下做一长约寸许（大约3cm）的切口直达真皮层，然后翻转皮瓣，修剪真皮层面的汗腺组织和脂肪，需要小心避免损伤真皮下血管网。在周围数寸之间，手术医生需要使用眼科小剪刀把汗腺全部仔细剪除，然后再重新缝合皮肤。手术之后在腋下紧密包扎，让掏空的皮肤紧贴皮下组织重新生长愈合。如果止血不彻底，留下一块血肿，此处的皮肤就不能贴合组织生长，有坏死的风险。

　　除此之外，还有各种微创治疗方案，比如搔刮和负压抽吸，以及注射A型肉毒素。肉毒素的机理在于作用于神经肌肉突触，阻止乙酰胆碱释放，抑制汗腺分泌汗液。为了达到更佳的治疗效果，手术和注射联合治疗是一个较好选择。

皮肤附属器解剖结构示意图
插图作者：李一琳

皮肤的附属器官包括毛发、皮脂腺、汗腺和大汗腺。大汗腺（图中右侧青灰色团状）主要分布在腋下、会阴等皮肤处，在毛囊根处开口，通过顶浆分泌的形式排放大量支链不饱和脂肪酸和硫化类固醇。在潮湿温暖的身体局部，细菌大量繁殖分解，因此气味恶劣。

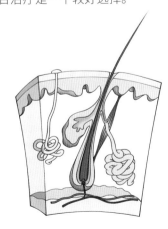

第2节　皮毛相依：脱发与脱毛

脱发

雄激素性脱发，之前也被称作脂溢性脱发，是男性最常见的脱发原因，表现为从前额开始，发际线逐渐后移。而女性脱发一般呈弥漫性。

有人开玩笑说雄激素性脱发患者因为雄激素分泌过多，反而阳刚威猛。这是不对的。雄激素性脱发并不代表患者体内雄激素睾酮水平就比常人更高，而是因为其毛囊内存在过于敏感的受体。雄激素在体内转化为二氢睾酮，二氢睾酮会作用于毛囊内的敏感受体，导致毛囊萎缩。最初用于治疗良性前列腺增生的非那雄胺，也可以用于治疗雄激素性脱发。其药物治疗原理就是抑制还原酶，减少二氢睾酮对毛囊的破坏。

脱发并不意味着雄风不振，但是确实会给人衰老的外貌形象。有一次坐出租车，开车的小哥知道我

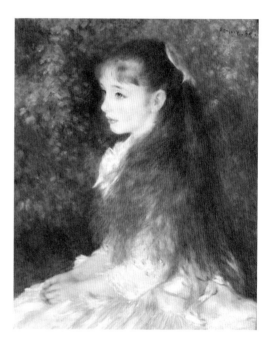

油画《小艾琳》
作者：皮埃尔－奥古斯特·雷诺阿

这幅著名油画又名《亚麻色长发的少女》。上翘的鼻尖和碧蓝的瞳孔显出小艾琳的俏丽与忧伤，最引人注目的是那一头蓬松的亚麻色长发。

是医生之后，跟我抱怨了一路他因为脱发导致相亲失败的苦恼。

头发种植是重新排布患者剩下的头发，头发总量并不因种植手术而增加。

最早期的头发种植，是把一块长有头发的皮肤切下，然后把皮肤连同头发一起进行移植。这种方法由于手术创面太大已经被淘汰。现在通行的技术都是显微移植。

后脑勺是一块非脱发区，可以在枕后部位横向切下一窄条头皮，将头发分离为单个毛囊微株。一个毛发簇一般由3根头发组成，作为1个毛囊单位进行移植。如果把一大簇头发作为一个毛囊单位，比如20至60根头发作为一簇，移植之后的头发就会呈团状分布，外观非常不自然。

分离好毛囊之后，就可以在需要移植的地方，比如前额和头顶等部位，切开头皮形成缝隙，将制备好的毛囊单位插入。那感觉很像在插秧。

一次手术通常会移植1500至2 000个毛囊微株。插入毛发的时候应该区分毛发的方向，比如前额区域应向前，枕部应向后，顶部应呈螺旋状排列。如果对效果不满意，则可以分

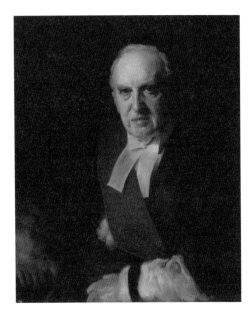

油画《基洛文的拉塞尔男爵》
作者：约翰·辛格·萨金特

雄激素性脱发（"脂溢性脱发"是其沿用名称之一）是男性最常见的脱发类型。雄激素性脱发并不代表患者体内雄激素睾酮水平就比常人更高，而是因为其毛囊内存在过于敏感的受体。所以开玩笑说雄激素性脱发患者因为雄激素分泌过多反而阳刚威猛，这种说法是不对的。雄激素在体内转化为二氢睾酮，二氢睾酮会作用于毛囊内的敏感受体，导致毛囊萎缩。像图中的男爵这样，从前额开始，发际线逐渐后移。

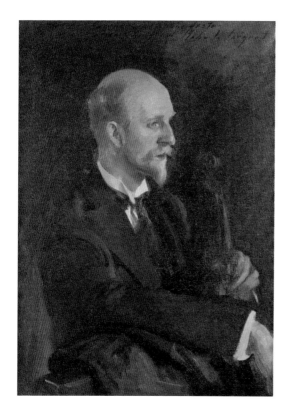

油画《老年男性肖像》
作者：约翰·辛格·萨金特

一般男士脱发，都像图中这位小提琴手一样，后脑勺是非脱发区域。手术植发时，可以在头部枕后部位横向切下一窄条头皮，分离为单个毛囊微株。在需要移植的地方，比如前额和头顶等部位，切开头皮形成缝隙，将制备好的毛囊单位插入。那感觉很像在插秧。

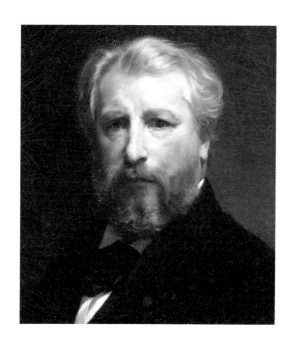

油画《自画像》
作者：威廉·阿道夫·布格罗

在布格罗的自画像中，我们可以清晰地看到发际线的分布。自然的发际线不是直线，而是不规则的曲线，由稀疏向茂密逐渐过渡。

2～4次完成。毛囊在移植后会进入休眠期，移植的毛囊在术后3～4个月才会重新进入生长期，所以手术效果～如何要过几个月才能看见。

发际线的设计是形成自然效果的关键。自然的发际线不是直线，而是不规则的曲线，由稀疏向茂密逐渐过渡。发际线在头发额颞交界处向上升高，就是"三七分"那个位置，此处发际线形成的锐角应该保留。

斑秃是一种特殊的脱发。原本头发茂密的青壮年可能因为精神压力过大、焦虑而突然出现一小块脱发，一般呈硬币大小。因此，如果有人一觉醒来出现斑秃，老百姓就把这种情况叫作"鬼剃头"，真是形象。

京剧《文昭关》里面，伍子胥有一段唱词：

俺伍员好一比丧家犬，
满腹含冤对谁言？
我好比哀哀长空雁，
我好比龙游在浅沙滩，
我好比鱼儿吞了钩线，
我好比波浪中失舵的舟船。
思来想去我的肝肠断，
今夜晚怎能够盼到明天。

从楚国逃出的伍子胥发现昭关前挂有画像，自己被通缉追拿。因为过不了昭关，伍子胥一夜愁白了头发，终于得以顺利过关。一夜白头的故事，我想在现实生活中一定发生过。谁没有经历过悲恸抑郁，在深夜失声痛哭过呢？

脱毛

人类在进化的过程中保留了会阴和腋下的体毛，这些体毛有利于减少这些部位的皮肤摩擦。

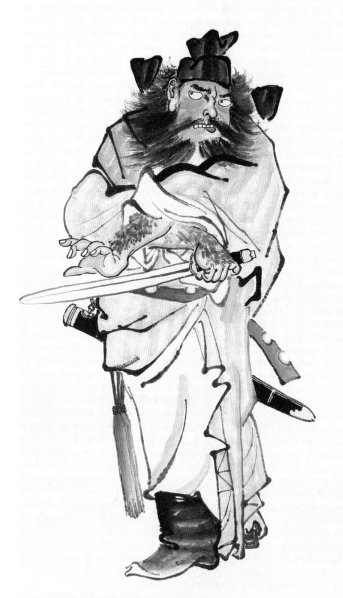

在欧美地区，包括男士在内，不少人都有处理腋毛和阴毛的习惯。而在中国，至少在三四十年前，都不流行剃除腋毛。因此严肃认真的导演在拍摄民国时期的电影时，会要求女演员保留腋毛。

现在的女孩子会觉得在夏天露出腋毛不甚雅观。剃除腿毛和腋毛的女士较多，而阴毛一般不会特别处理，否则在公共浴室露出身体时，会觉得太尴尬了。

脱毛膏含有的化学物质可以让毛发软化，使其可以被轻易刮除。脱毛膏和蜡法脱毛一样，都只能去除毛干，并不能破坏毛囊，所以不能达到永久脱毛的效果。

激光脱毛利用了激光选择性光热作用原理。毛囊黑色素细胞吸收800纳米波长的激光，毛囊因此被破坏。激光治疗对生长期的毛发效果好，对休止期的毛发则不敏感。而在同一时期内，人体会有大约10%的毛发处于休止期，所以一般要做3～4次激光治疗才可以达到永久脱毛的效果。冰点激光脱毛是在破坏毛囊的同时控制热反应，以此减少疼痛和激光对皮肤可能产生的灼伤。

设色水墨画《钟进士像》
作者：任伯年

任伯年是海派画家的代表人物。据传他为了画钟馗捉鬼，长年观摩市场里屠夫的动作，他的钟进士像可谓一绝。在中国传统书法和绘画艺术中，很早就发展出了审丑的高级艺术趣味。相传钟馗本是进士，参加殿试时却因为相貌丑陋未被录中，死后成了捉鬼的神仙。画中满面虬髯的钟进士孔武有力，他臂膊上的浓密毛发可以使用激光去除。如果是女性体毛太过茂盛，通常就和雄激素分泌有关。

第3节　抚平创伤：瘢痕治疗

据估计，人的一生大约会有3 000次不同程度的皮肤损伤。皮肤软组织愈合的过程包括炎症期、增生期、重塑期三个阶段。

在炎症期，创面内有大量血小板和白细胞浸润，其目的是快速止血，控制感染。

在增生期，成纤维细胞替代了炎性细胞，细胞外基质合成分泌纤维组织，胶原沉积。

进入重塑期，这些非成熟的瘢痕内有大量毛细血管网，呈现红色。局部色素可能减退，也可能由于色素沉着导致颜色变得更深。整个过程可以持续数月到数年。

瘢痕形成是人体对创伤的自然反应，可以在极短时间内封闭创面，保持清洁无菌，但同时也付出了代价。瘢痕组织内主要是紊乱排列的胶原蛋白，失去了包括毛囊和汗腺在内的正常皮肤附属器。由于皮肤不能分泌汗液，大面积烧伤的患者失去散热功能，每到夏天都会非常难受。

各种瘢痕膏的主要成分都是硅酮霜，治疗效果非常有限，尤其是对已经形成的瘢痕，外用药膏很难改变瘢痕外观。

因此，应该在瘢痕形成之初就开始干预。对伤口进行加压包扎，局部的压力可以使组织缺血缺氧，从而抑制胶原合成。除此之外，也可以在瘢痕内注射皮质内固醇激素，甚至进行局部放疗，这些都是传统的治疗手段。最近几年，整形外科医师通过注射A型肉毒素以及移植患者自体脂肪细胞来改善瘢痕，这些都是在抑制成纤维细胞增殖方面做出的尝试。

瘢痕形成的因素

手术切口可以分为一、二、三类切口。一类切口指切口处经过严格消毒，满足无菌条件，术野清洁没有污染；三类切口指切口为开放的创面甚至本身就有感染，术野已经被污染。二类切口的状态处于一类和三类切口之间。

切口愈合可以分为甲、乙、丙级愈合。甲级愈合良好，乙级愈合不佳，丙级指切口有化脓感染。如果手术切口愈合良好，往往只会留下一条线性的小瘢痕，经过一段时间后颜色淡化，几乎不会被辨认出来。如果切口愈合不佳，则会有瘢痕组织形成甚至出现增生。

全身各部位的手术切口愈合时间通常由该部位的血液供给是否丰富决定。在数千年时间里，人类通过长期朴素的外科实践，摸索总结出了身体各部位的愈合时间。在血供丰富的颜面部切口，拆线时间通常为4～5天，会阴部为6～7天；而四肢血供较差，要10～12天才能愈合。有的时候，外科医生为了预防瘢痕增生可以提前拆线或者间断拆线。如果拆线太晚，针脚处缝线下面就可以看见明显的瘢痕，像一段细密的蜈蚣脚。

切口是外科医生的一张"名片"，患者并不能看见手术是如何在腹腔里面操作的，只能在拆线的时候看看伤口长得怎么样。不过对于一台常规的腹部外科手术来说，等到手术即将结束，开始关腹的时候，术者通常已经摘手套下台了。从缝合腹膜、肌肉到皮下缝合，都是一助、二助来完成的。到了缝皮的时候，辛苦半天的实习医生终于捞着了机会，迫不及待地上手缝一两针。不过只有在整形手术中，术者才会对皮肤缝合那么在意。

术后切口愈合情况和术前伤口是否被污染密切相关。有些女孩去美容美甲的店铺打耳洞，由于没有做好无菌准备，之后会在耳洞处出现瘢痕，且瘢痕会随着时间的推移越来越大，最后形成瘢痕疙瘩，只能手术切除。这些女孩以为自己是瘢痕体质，实际上却是因为感染引起的瘢痕增生。

除了感染之外，张力是影响瘢痕形成的第二个重要因素。无张力缝合技术在整形外科尤为重要。一个好的缝合，应该在完成皮下缝合之后，皮肤就已经基本对合整齐，这样缝合皮肤的时候就没有太大张力，不光有利于愈合，切口瘢痕也会更加整齐细小。

维也纳解剖学教授卡尔·朗格（Karl Langer）在1861年通过解剖大量尸体发现，面部皮肤存在张力松弛线，这些线条被命名为"朗格线"。沿着皮肤张力线设计

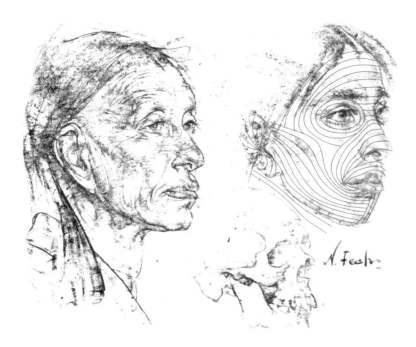

面部张力松弛线　　原图作者：尼古拉·费欣　李一琳制作

图中蓝色线条显示了人面部的张力松弛线。

切口，可以减少切口张力，同时让瘢痕隐蔽于皮肤纹路之中。这种切口设计方案已经成为面部手术的基础。

增生性瘢痕和瘢痕疙瘩为人类所独有。增生性瘢痕被定义为不超出原始创面界限的过度生长的瘢痕，继发于创面过度拉伸，比如四肢关节创面。增生性瘢痕大多数具有自限性，经过数年时间，颜色可以逐渐消退，萎缩至正常高度。

瘢痕疙瘩的生长会超过原始的创面边缘。瘢痕疙瘩是一种缓慢生长的良性皮肤肿瘤，完全切除之后复发率很高。由于成纤维细胞被持续激活，胶原沉积体积也会不断增大。瘢痕疙瘩属于常染色体显性遗传，其发病率和肤色相关。高加索人中瘢痕疙瘩发生率小于1%，而非洲人可高达4%～16%，东亚人的发病率居于两者之间，而白化病患者中几乎没有瘢痕疙瘩的病例报道。

表10.1 瘢痕分类

瘢痕分类	病程	形态
成熟的瘢痕	缓慢收缩	浅色，平坦
不成熟的瘢痕	成长为成熟瘢痕	红色，微隆
线性增生性瘢痕	自限 数年	红色，隆起
广泛增生性瘢痕	自限 数年	广泛红色隆起，局限于边界内
轻度瘢痕疙瘩	持续 复发	局限性隆起，向正常组织扩展
严重瘢痕疙瘩	持续 复发	隆起超过0.5厘米，向正常组织扩展，持续多年

瘢痕手术治疗

烧烫伤根据损伤层次可以分为一、二（浅二、深二）、三度。一度损伤表皮，浅二度损伤到达真皮浅层，这两者都不会留下瘢痕。深二度到达真皮乳头层，三度会损伤皮肤全层和皮下组织甚至肌肉。三度烧伤不仅瘢痕严重，最重要的是还可能导致局部肌肉关节畸形，影响运动功能。

这种功能受限与瘢痕挛缩有关。一个长条形的瘢痕会沿着这个长条的轴向收缩，牵拉周围组织出现更大的畸形。如果瘢痕邻近关节，皮肤肌肉的挛缩就可能导致活动受限。因此对于瘢痕的手术治疗，首先要解除痉挛，让收缩力分散，这叫作局部组织的重排技术。

学习手术的设计和操作需要对几何学有一定的理解。我刚刚进入这个领域的时候，这些术式设计让我特别着迷。Z成形术是最基础、最古老的术式，至少可以追溯到19世纪30年代。Z成形术可以打断原本的直线瘢痕，实现组织移位，消除蹼状组织。Z成形术的皮瓣夹角决定了延长度。一般两个皮瓣取60°夹角，可以在延长度和侧向张力之间达到平衡。

Limberg四瓣Z成形术通过四个连续的Z型皮瓣来调整重排皮肤组织。W成形术是另一种松解瘢痕的非规则化技术，特别适用于松解长条形的瘢痕组织。

这些手术设计都通过延长手术切口来减少皮肤张力。而对于大面积的皮肤软组织损伤，这些术式还不能满足需求，需要更多的皮肤进行修补，这就要用到皮肤软

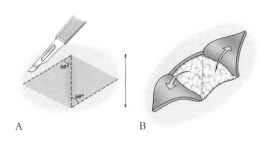

Z成形术　　插图作者：李一琳

Z成形术是瘢痕松解最基础、最古老的术式，至少可以追溯到19世纪30年代。学习手术的设计和操作需要对几何学有一定的理解。我刚刚进入这个领域的时候，这些术式设计让我特别着迷。Z成形术可以打断直线瘢痕（图A中深粉色竖条状为瘢痕组织），实现组织移位，消除蹼状组织。皮瓣夹角决定了延长度。一般两个皮瓣取60°夹角，在延长度和侧向张力之间达到平衡。如图所示，将一个竖直方向的瘢痕通过Z成形术松解开，调整皮瓣后重新缝合，就改变了受力方向并延长了组织。

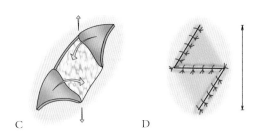

组织扩张技术。在皮下埋置水囊，通过注水来调整水囊大小，促使皮肤生长。这种水囊根据手术部位可以被埋置在躯干，也有可能被埋置在头部。

中国医学科学院整形外科医院坐落在北京西五环八大处风景区附近。有时候游客晚间出入于医院附近的酒店，可能会被"头顶大包"的患者吓一大跳。由于患者在头部皮下埋置了水囊，夜里远远看去像是长了犄角，而附近的居民对此已经见怪不怪了。

瘢痕激光治疗

青少年的面部毛囊皮脂腺感染会形成痤疮，这种皮肤损伤可以表现为丘疹、脓疱和结节。愈合之后形成萎缩性瘢痕，叫作痘坑。由于分布在颜面部，面积又较大，所以痘坑的治疗方法以激光为主。

根据作用于皮肤之后是否保留角质层，激光可以分为气化型和非气化型两种。治疗痘坑需要使用可以让角质层气化的激光，比如超脉冲CO_2点阵激光。

超脉冲CO_2点阵激光的作用深度可以达到1 300微米，此激光直接破坏受损的纤

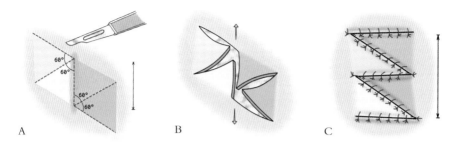

A   B   C

四瓣Z成形术　　插图作者：李一琳

Limberg四瓣Z成形术通过四个连续的Z形皮瓣来调整重排皮肤组织。如图所示，将竖直方向的瘢痕松解（图A中深粉色竖条状为瘢痕组织），重新缝合之后改变了张力方向。

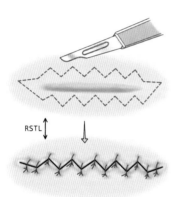

W成形术　插图作者：李一琳

W成形术是一种松解瘢痕的非规则化技术，特别适用于松解长条形的瘢痕组织（上图深粉色横行条状为瘢痕组织），这种手术可以防止瘢痕牵拉周围的组织与关节，避免出现畸形和功能障碍。如图所示，长条形的瘢痕被切除之后，对周边的皮肤组织施以锯齿状的不规则缝合可以减少张力。

维组织，加快真皮层纤维细胞增生，促进胶原合成。

"点阵"的意思是激光可以产生局灶性光热作用，其作用区域叫作微热损伤区。激光光束形成的光斑，其大小和形状可以调节。和传统剥脱激光相比，点阵激光束更细小，直径可以控制在400微米以内，因此形成的损伤病灶之间还能够存留正常皮肤，这可以让表皮在24～48小时内再生，实现无创愈合。

激光治疗后需要小心色素沉着，应该进行专业的防晒与保湿。防晒系数（SPF）应该达到30。一个人不使用任何防晒产品，直接暴露在阳光下，假如20分钟的日晒就会让他皮肤发红，那么涂上SPF30的防晒膏就可以把这个时间延长30倍，也就是600分钟。

第4节　去除多余：体表肿物

皮脂腺囊肿

皮脂腺囊肿是极其常见的体表肿物。毛囊和皮脂腺发炎的时候，局部皮肤会出现红肿热痛，这是典型的感染表现。等到炎症消退，分泌的皮脂堵塞了排泌的管道，囊肿就形成了。

囊肿略微突出皮肤，颜色更深，触摸的时候带有一点儿波动感。皮肤中间会有一个针尖大小的黑色凹口，那就是堵塞的皮脂腺排泌管道。

由于毛囊炎感染消退之后局部症状缓解，大多数患者都不会在第一次感染后就来做手术。感染一次次复发，每次炎症之后囊肿都长大一点儿，患者最后都是因为囊肿越长越大，影响外观，才来寻求外科治疗的。

这种手术的技巧在于切开皮肤之后轻柔完整地剥离囊肿壁，否则残留的囊壁会导致复发。如果术中不小心撕破囊肿，坏死的液体和干酪样的皮脂不小心飞溅在口罩上，那种恶臭常会给手术医生留下深刻的印象。

脂肪瘤

脂肪瘤是一种因脂肪细胞聚集成团而形成的良性肿瘤。脂肪瘤触感柔软，切开皮肤之后不需要刀剪做锐性切割，只用血管钳就可以完成钝性分离，甚至用手指就可以把半透明的黄色脂肪团轻轻掏出来。

色素痣

色素痣来源于黑色素细胞。可以选择冰冻或者电烧的方式祛痣，老百姓一般称其为"点痣"，但是这种方法会在皮肤上留下一个小坑。如果患者特别爱美，或者痣比较大，还是建议选择手术切除。

手足等处的色素痣由于经受到摩擦，有可能恶变，一般都建议切除。

还有很多人相信颜面部不同部位的色素痣预示着运气，因此对于颜面部哪里的色素痣需要切除，哪里需要保留，患者有很大的发言权，不同患者有不同的讲究。

有一部分患者来整形外科就诊，不仅是为了变美，也是因为相信改变身体的一些特征可以去掉晦气或者带来福报，不光是祛痣，还有填充太阳穴、颧骨内推等。这是最近几年整形医美市场发展中的一个特殊需求。

虽然有些整形外科医生对此感到荒谬，可是患者到底有没有改变自身外形的权利呢？答案似乎不言而喻。但是我们进一步分析，如果患者的手术要求损害到了自身的健康，整形医师明知道某项改变患者形态的治疗会产生危害，那医生还能不能接受这种治疗要求呢？这是医学伦理需要面对的新挑战。

太田痣

小时候读《水浒传》，书里描写青面兽杨志"面皮上老大一搭青记，腮边微露些少赤须"。根据书中描述推测，杨志的青面很可能就是太田痣。太田痣由日本学者于1938年命名，好发于东亚人，常见于额部和眼周，一般是单侧出现。

太田痣由皮肤黑色素细胞增生引起，通常不会影响健康，只影响外观。由于面积较大，太田痣不适合直接手术切除，激光治疗是最佳的选择。红宝石激光治疗可以显著减退色素沉着，之后再联合皮肤磨削或者剥脱治疗。

基底细胞癌

基底细胞癌源于表皮基底细胞，因此又叫基底细胞上皮瘤，是最常见的皮肤癌。基底细胞癌很少转移，可以向周边和深处浸润发展。因此早期基底细胞癌切除之后预后良好。基底细胞癌多见于老年人面部，跟长期的日照有关。

大约10年前，我父亲右侧太阳穴的位置长了一颗暗褐色痣，这颗痣逐渐长大，其表面也变得粗糙。我一直建议他去手术切除，可很多老年人对疾病的态度就是既担心又听之任之。后来，这颗痣终于长到了一角钱硬币大小。由于面积较大，已经不能直接切除缝合，最后采用邻位转移皮瓣的方式完成了手术。病理结果显示，父亲患的正是基底细胞癌。为了不增添他的心理负担，医生只说是一个色素痣，切除之后预后良好。我一直感谢给我父亲做手术的大夫。

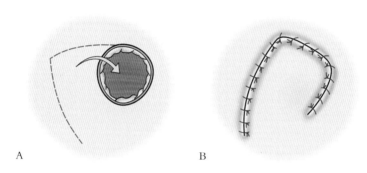

旋转皮瓣示意图　　插图作者：李一琳

皮瓣除了包含全层皮肤之外，还包括皮下脂肪组织，含有肌肉的皮瓣就叫作肌皮瓣。皮片移植则只含有皮肤或皮肤的一部分。皮瓣自身带有血供，连接血供的这一部分称作皮瓣蒂，是保证皮瓣成活的关键。

如图所示，将病损部位切除之后，按照术前设计，将周围皮瓣与皮下组织剥离，将皮瓣旋转到病损部位将创面覆盖，而皮瓣的原供区部位可以直接缝合。几年前，我父亲颞部太阳穴位置长了基底细胞癌，呈一枚硬币大小。切除后如果直接缝合张力太大，会牵拉到周围的眼角，于是采用了这种旋转皮瓣缝合术，预后良好。

黑色素瘤

黑色素瘤是一种恶性肿瘤。由于在一些电影和文学作品中被提及，这种疾病名气很大，所以患者一旦听到这个诊断，就感觉像被判了死刑，实际上黑色素瘤的总

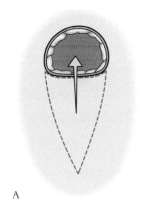

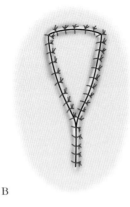

推进皮瓣示意图
插图作者：李一琳

推进皮瓣又叫滑行皮瓣。按照图示，先做辅助切口，再将皮瓣和皮下组织分离，利用皮肤的松弛性将皮瓣推进以覆盖病损创面。

A   B

治愈率可以达到80%。

黑色素瘤的发病率和肤色相关，高加索人发病率明显高于非洲人。如果肿瘤边缘不规则，表面隆起和溃疡，则提示着肿瘤恶化程度高，进展快，预后差。

手术治疗成功的关键在于早期治疗，需要把包括黑色素瘤在内的皮肤广泛切除。切除范围由浸润深度决定，如果病灶深度超过2毫米，切除的边界就需要超过正常皮肤范围2厘米以上。

血管瘤

现代医学建立之前，人们认为婴儿的血管瘤与母亲在怀孕期间的饮食有关。在西方国家，血管瘤被称作"母亲的印记"，所以用颜色鲜艳的食物为其命名——"葡萄酒色斑""草莓状血管瘤"等。

长在额部、鼻唇和眼睑的新生儿红斑被称作"天使之吻"，可以在2岁左右自然消退，这是由还不成熟的皮肤血管扩张调节系统引起的短暂病理生理过程。

婴幼儿血管瘤可分为增生期、消退期和消退完成期。增生期一般在1周岁之前，消退期在1～4周岁。手术时机一般选择在消退期。如果推迟到消退完成期再进行手术切除，就可以使瘢痕最小化。由于在这一时期幼儿已经开始形成自我意识，这期间的病变可能会对儿童心理产生影响，因此选择治疗年龄时需要在最佳手术时机和儿童心理影响之间做出平衡。

毛细血管畸形是葡萄酒色斑的现代学术名称，多分布于唇周和面颊。病灶部位的皮肤可能出现纤维血管组织增厚，通过激光治疗可以使红斑变淡。毛细血管畸形在女性身上更多见，分布于颌面部，会严重影响患者的外貌和心理。我之前见过的几个血管瘤患者都是面容姣好的年轻姑娘。我记得其中一个女孩长有大面积的鲜红色血管瘤，但是她性格外向乐观，我想一定是自小就从家庭获中得了强大的心理支持。

黄褐斑

黄褐斑常对称分布于颧骨、面颊等部位，其产生与激素水平相关。比如，长期口服避孕药的女性以及体内雌激素水平发生改变的孕产妇，就容易出现黄褐斑，暴露于日光之下会加重症状。激光治疗对黄褐斑有效。

文身

在中国，文身的历史非常悠久，但是和西方社会相比，现代中国的主流文化对此还是不太认同。即使在文身文化昌盛的日本，很多公共浴池也不接纳有文身的顾客。在国内，考取警察等公职或应征入伍时，如果身上有文身就不能招考过关。因此，对很多青年人来说，清除年少一时冲动留下的文身是一件很重要的事情。

文身分为蓝黑色文身和多色文身。如果文身面积较大，首选激光去除。文身颗粒大小一般为10纳米至5微米，所以对应激光治疗的脉宽是10～100皮秒，激光产生的光机械效应[1]可以使色素颗粒崩解，然后崩解的颗粒会被组织细胞吞噬吸收。

1　光波同时具有波和粒子的双重性质，这在物理学上叫作波粒二象性。激光照射人体组织时，如果能量密度足够大，就可以产生机械波。

第5节　不止于白：美肤

大约600万年前，人类的祖先和黑猩猩分道扬镳，开始在非洲大草原上奔跑打猎。人类是最具耐力的长跑选手，长距离的追逐可以让非洲大草原上的任何大型哺乳动物疲于奔命最后脱力而死。

这首先归因于人类具有所有哺乳动物中最佳的散热系统。人类皮肤分布着300万个汗腺，除了头顶和会阴之外遍布全身，而且在进化的过程中为了散热脱去了浓密的毛发。

皮肤中的黑色素能够抵挡紫外线，起到保护作用。因此，低纬度地区的人种天生拥有深色皮肤。在向高纬度迁徙的过程中，因日照减少，不再需要过多的黑色素；相反，皮肤需要日照来合成维生素D，因而外界环境长期选择出了浅色的皮肤。不仅是不同人种肤色不同，即使同样是高加索人种，从斯堪的纳维亚半岛到亚平宁半岛，人们的肤色也有着巨大的差异——肤色是人体适应外界环境的结果。

在东亚地区，我们几千年来都推崇白皙的肌肤。俗话说"一白遮百丑"，我们觉得白皙的肌肤更加美丽，因为这意味着拥有更多的财富和更高的社会地位，不需要受风吹日晒的劳作之苦。相反，在工业化进程更早的欧美地区，人们会觉得有时间走出办公室，做做日光浴，把肌肤晒成小麦色才是时尚与健康的。然而，只有修长健硕的体格搭配小麦色的肌肤才是时尚，否则就是一个黑黝黝的"油腻中年"。

从健康的角度来讲，防晒是正确的选择，因为皮肤光老化是最大的危险因素。除此之外，吸烟对皮肤造成的危害也是可以预防的。就保持健康的皮肤而言，东亚女性在这两点上都做得很好，这也是东亚女性看上去常常比实际年龄更加年轻的原因之一。

今天很多美妆博主喜欢故弄玄虚，宣传所谓的"四季色彩理论"，比如浅粉色肌肤属于春季型，还把肤色和性格捆绑在一起，然后教你该怎么搭配服饰、怎么上妆。像这种概念炒作层出不穷，都是新瓶装旧酒，每隔几年都会冒出来一批。

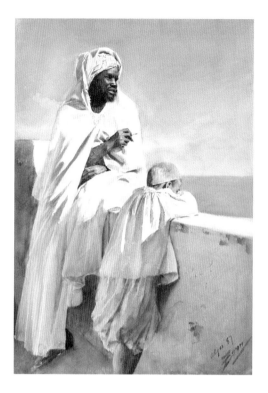

油画　　作者：安德斯·佐恩

吸烟与紫外线是损伤皮肤的重要危险因
素，图中的男士似乎浑不在意。他皮肤
中的黑色素能够抵挡紫外线，起到保护
作用。

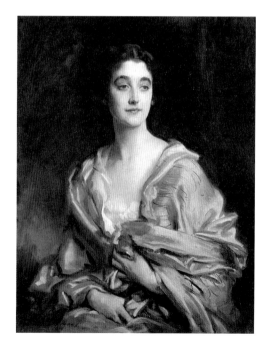

油画《洛克萨维奇伯爵夫人像》
作者：约翰·辛格·萨金特

欧美等地的人们去户外做日光浴，把肌
肤晒成小麦色，是在现代工业化之后的
事情。画中女性面部和颈部、胸口的皮
肤十分白皙，可见少有露天劳作，足以
佐证她"伯爵夫人"的身份。

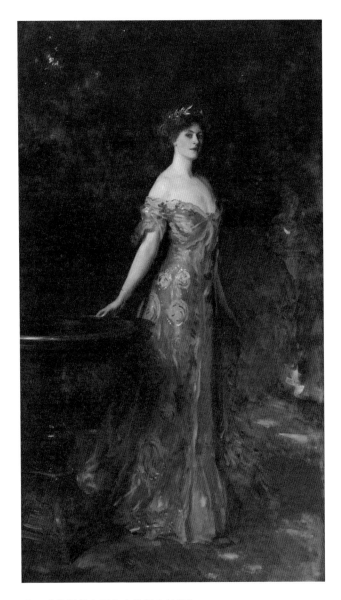

油画《萨瑟兰公爵夫人米利森特像》
作者：约翰·辛格·萨金特

图中绿色长裙更加衬托出公爵夫人肤色白皙。要真正了解一个人的肤色，需要明白颜色的构成。

现在的化妆品销售人员会给客户介绍皮肤颜色，"冷白皮""暖黄皮"等一套名词讲下来，顾客如堕云中。其实皮肤中的黑色素颗粒多少、角质层的厚度、血红蛋白含量、毛细血管是否充盈灌注良好，这些因素才决定了我们的肤色。

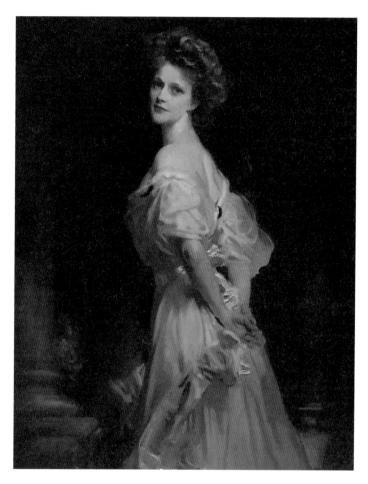

油画《阿斯特子爵夫人南希·兰霍恩》　　作者：约翰·辛格·萨金特

图中女子皮肤白皙红润。许多姑娘洗完热水澡，对着镜子擦干头发的时候，都觉得自己粉扑扑的面庞艳压桃花。这是因为热水浴会让毛细血管扩张。白皙而又红润的肌肤反映出血液中丰富的氧化血红蛋白和充盈良好的微循环。

两千多年前，古希腊时代的希波克拉底就把人的性格划分为多血质、胆汁质、黏液质、抑郁质。我们现在还时不时能看到一些去电视台做节目的伪专家，把体液性格理论作为一种新发现的知识，拿来给嘉宾们做分析。如果这些专家读过一点儿真正的心理学和精神病学知识，就会意识到这并不算什么新发现。

与此相对应，中国古人也发明了阴阳五行等抽象概念，都来自一种朴素的哲学思考。也有人宣称自己发明了用色彩来描述性格的理论。

如果我们想真正了解一个人的肤色，就需要明白颜色的构成。学习过绘画就知道，人们使用3个参数来描述色彩。

色相：指一种颜色的红绿蓝主色。

纯度：指一种颜色的饱和度。

明度：指一种颜色的明暗。

钱锺书的小说《围城》里，鲍小姐生于澳门，有少量葡萄牙血统，肤色较深，但是"暗而不黑""肥腻辛辣"，和瘦削干滞、"死鱼肚一样白"的苏文纨相比，在方鸿渐眼里自然性感迷人。"暗而不黑"就是指肤色匀净，整体明度较亮。

现在的化妆品销售人员会给客户介绍皮肤颜色，"冷白皮""暖黄皮"等一套名词讲下来，顾客如堕云雾之中。其实，皮肤中的黑色素颗粒多少、角质层的厚度、血红蛋白含量、毛细血管是否充盈灌注良好，这些因素才决定了我们的肤色。

陆游的诗词中说，"红酥手，黄縢酒"。我认识一个生长于会稽的女孩，年轻时候的她就长有一双"红酥手"。双手皮肤极薄，显出皮下氧化血红蛋白的颜色，细腻柔软，所以是"酥红"。

肝病患者皮肤会呈现不健康的黄色。随着血液当中的胆红素浓度增加，皮肤颜色会从金黄色慢慢变为近似黑色。所以如果一个人面色晦暗、印堂发黑，就会让人觉得精气神不好。

再比如，一氧化碳中毒的时候，血红蛋白和一氧化碳牢固结合后呈鲜红色，比氧气和血红蛋白结合之后的颜色还要鲜艳，这在诊断学里有一个专门的名词，叫作

"樱桃红"。

不管化妆品行业和美妆博主制造了多少层出不穷的概念，我们对皮肤分型有科学的分类标准。褒曼（Baumann）皮肤分型根据4个参数进行评估：敏感/耐受，色素/无色素，油性/干性，紧致/皱纹。因此，理论上有16种组合来评估一个人的皮肤状态。

干性和油性皮肤可以同时存在于一个人身体不同部位。比如，我每天下班离开病房前都习惯用热水淋浴来驱除疲劳，在干燥寒冷的北京，四肢和躯干皮脂腺分泌较少的部位会出现瘙痒，这种严重的皮肤干燥被称作"冬季瘙痒症"。同时，在颜面部仍然会有油脂分泌，油脂不小心就会堵塞毛孔和皮脂腺。

敏感皮肤可有炎症、痤疮、皮疹、红斑、刺痛等症状，而角质层较厚的耐受性皮肤则可以放心使用强效护肤品和换肤药物。

褒曼分型标准里的"色素"不是指皮肤颜色，而是指皮肤是否容易形成色素沉着。比如有黄褐斑、雀斑、晒斑等都归入有色素皮肤类型。有的人肌肤颜色浅，却不太容易晒黑，这应该归入无色素类型。我小的时候，每年夏天和小伙伴露天游泳，肩膀都会因为裸露在阳光下而晒伤。有的

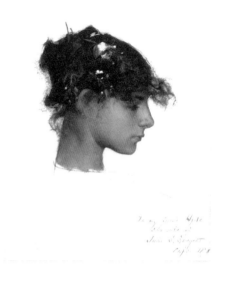

油画《阿纳卡普里女孩头像》
作者：约翰·辛格·萨金特

在钱锺书的小说《围城》里，鲍小姐生于澳门，有少量葡萄牙血统，肤色较深，但是"暗而不黑""肥腻辛辣"，和瘦削干瘪、"死鱼肚一样白"的苏文纨相比，在方鸿渐眼里自然性感迷人。"暗而不黑"就是指肤色匀净，整体明度较亮。图中女孩的肤色即属于此类。

小孩会在肩臂处晒出黑白明晰的界线，而我就是发红、起泡、脱皮，肤色却不受影响，这种特质让很多女生羡慕不已。

"美白针"

以汞为代表的重金属可以起到抑制黑色素生成的作用，在化妆品中加入铅和汞来美白，已经有上千年的历史。这些化妆品虽然是外用，但是其中的重金属仍然会被皮肤吸收，对人体产生不可逆转的伤害。

美白针通过静脉注射的方式使药剂直接进入人体。很多医疗机构声称自己的药剂配方保密，但其主要成分都是氨甲环酸、维生素C和还原型谷胱甘肽，其原理是通过抑制络氨酸酶来减少黑色素生成。在日本、韩国以及中国台湾地区，有大量的女孩身体力行，声称效果明显。但是氨甲环酸和维生素C都会影响凝血功能，具有很高的风险，中国大陆和美国的监管机构都没有批准此类药物用于美白。

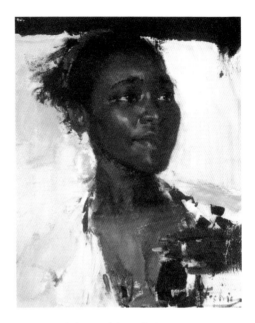

油画　　作者：尼古拉·费欣

根据褒曼皮肤分型，我们可以看出图中人物的面部皮肤黯黑、油性明显，但是皮肤紧致耐受。

激光

激光的能量可以破坏黑色素，祛除文身的皮秒激光就利用了这个原理。皮秒是时间单位，脉宽是指脉冲持续时间，皮秒激光的脉宽为一万亿分之一秒。由于作用时间短、能量集中，这种方法对作用位点周围的皮肤组织热损伤小，而产生的光机械效应可以让色素颗粒迅速崩解，有利于细胞吞噬并代谢黑色素颗粒。

激光还能刺激胶原蛋白再生，被广泛用于祛皱等面部年轻化治疗。激光治疗之后的皮肤红斑结痂一般在一周内可以自行恢复。术后需要严密防晒，否则会有色素沉着的危险。

水光针

水光针使用专门的注射器将非交联透明质酸注入真皮层，起到保湿和祛皱的效果。非交联的透明质酸和注入真皮层下方用于填充的交联型透明质酸不同，其分子量更小，易于降解，安全性更高，通常作用时间为3～4个月。

在实际操作中，配方里还会加入维生素C、氨基酸等抗氧化物质和营养物质，这种物质在一定程度上可以营养皮肤，改善肤色。由于真皮层发源于中胚层，所以这种疗法又叫中胚层疗法（mesotherapy），"美塑"疗法是其音译，是不是一听就觉得更高端了呢？

在人类几百万年的进化过程中，皮肤角质的屏障功能起到了有效的保护作用。不管护肤品商家的广告文案写得多么玄妙，面膜和其他护肤品的保湿作用和营养作用都不可能穿透表皮角质。所以水光针厂家才会宣传"一剂水光针保湿效果超过一千片面膜"。从现在的市场发展来看，"80后喷神仙水，90后打水光针"，以后水光针注射可能就会像去做美容美发一样普及吧。

第 11 章　创新与挑战

永葆青春，是人类的终极梦想。

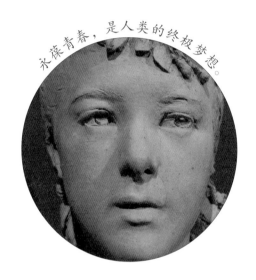

第1节　虚拟照进现实：计算机成像与3D打印

计算机成像

前往医美机构咨询的患者通常最直接关心的一个问题就是："我接受手术之后会变成什么样？"

咨询人员会把其他患者手术前后对比照片拿来做一个参考。首先，这种做法涉及别人的隐私问题；其次，每个人的情况都不尽相同，这些实际上由销售转行而来的咨询人员所拿出来展示的，总是手术效果最好的那几张照片。

专业的外科医生会一边画图一边讲解，给患者解释手术方法和效果，所以很多优秀的外科医师也是速写高手。我在北京协和医院工作的时候，有的外科医生手术结束与我交班，也喜欢把手术过程画成草图，说明需要注意的情况。

现在已经有比较成熟的商业软件可以帮助整形外科医生完成更加专业的工作。这些图片处理软件能够把患者的照片加工成术后可能的预期效果。

计算机辅助外科是一个大课题，这一技术的作用不仅仅在术前处理图像信息和预测手术效果上。

三维（3D）重建技术不仅被用于术前的模拟手术，让患者知道手术之后的预计效果如何，更重要的是，三维重建技术可以精准详细地获得患者的形态学数据。例如，三维可视化正颌手术软件可以通过激光扫描采集牙列信息，为治疗提供可以依赖的精准设计，也为手术医生提供模拟训练。

在手术当中，计算机导航技术可以提高手术的准确性和安全性，把手术之前获得的数字化信息和术中目标进行配准。目前，手术导航的光学定位精度已经达到0.1毫米，在术中对手术部位精确实时定位，按照术前设计高度还原。这些技术已经被用于颅颌面畸形和创伤的重建。

在虚拟视觉游戏当中，戴上头盔的游戏玩家会获得沉浸式的体验，而增强现实视觉技术是在手术室里实现虚拟数据和现实场景的叠加。手术医生戴上头盔后，这种视觉虚拟设备可以帮助他们在术野暴露不清的情况下完成对解剖结构的"透视"。

3D打印

3D打印技术在很多外科已经开始得到临床应用。比如根据CT扫描结果制作血管瘤模型和乳腺癌模型，用于手术模拟练习。这样可以提高外科医师在真正进行手术时的准确性和安全性。在口腔科，3D打印技术可以用来打印种植牙体，使其与牙槽结合更加良好、稳定。

我们以耳再造为例来说明3D打印技术的工作原理。

有的小耳畸形患者一侧外耳阙如，一侧正常。耳再造的传统手术方法是对照患者正常的那一侧外耳来重建一个耳郭，要求做出来的新外耳和对侧大致对称。这需要在术前拍摄正常外耳的二维照片，在手术当中用来比照，借此制作另一侧的耳郭支架。耳再造的整形外科医师有点儿像雕塑家，需要有良好的空间感觉。

最初应用于外耳再造的3D打印技术，需要先扫描正常外耳，将虚拟数据立体化，然后打印机喷出硅胶等材料，使假体凝固成形。这种打印制作而成的假体不能直接移植，只是作为个体化的模型，用于手术模拟练习，或者在手术中作为对照物，帮助手术医师雕刻用于移植的自体肋软骨。

只有人体组织工程和计算机技术相结合，才能真正发挥3D打印技术的优势。医生可以按照患者个体化的外耳三维数据打印制作耳郭生物支架，然后在支架当中培育软骨细胞。等到软骨细胞发育成形后再去掉支架，就可以得到能够直接用于移植的耳郭软骨支架，完成重建手术。

未来的3D打印技术，是希望在此基础之上将不同的细胞分层加工，按照事先的设计直接将骨骼、血管、肌肉等组织叠加成形，实现人体器官的直接打印。

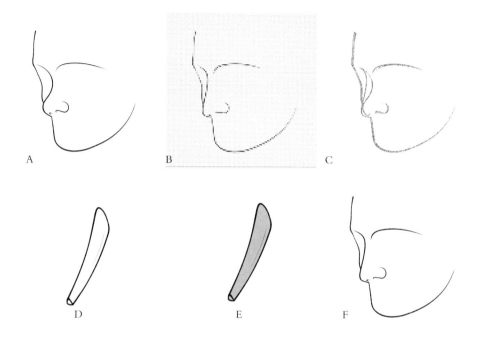

A   B   C

D   E   F

数字化模拟和3D打印技术辅助个性化自体肋软骨鼻整形流程   插图作者：李一琳

图示流程如下：

A. 在鼻整形术之前通过三维扫描得到患者鼻面部三维图像

B. 根据患者需求在计算机上模拟得到的手术预期三维图像

C. 将模拟图像数据和术前患者的真实测量数据相减

D. 进行3D打印得到移植模型

E. 比照移植模型雕刻个体化肋软骨

F. 将肋软骨植入完成鼻整形手术

目前的3D打印技术先将扫描患者得到的三维数据输入打印机，打印出的硅胶再凝固成形。这种假体只是作为个体化的模型，用于手术模拟练习。未来的3D打印技术期望能够在人体组织工程和计算机技术相结合的基础之上，按照事先的设计，将不同的细胞分层加工，直接将骨骼、血管、肌肉等组织叠加成形，实现人体器官的直接打印。

第2节　潘多拉的魔盒：基因编辑技术

在当住院医师的日子里，每当辛苦一天却在夜里依旧辗转反侧的时候，我会读一段《史记》。有好几次，读着读着，就只能废卷而思。

我觉得任何一个中国人，只要有幸通读一遍《史记》，都会拜服于司马迁的伟大。太史公以一己之力完成鸿篇巨制，让所有读史的后人都只能望洋兴叹。他虽然遭受宫刑，但是以发愤著书的方式获得了永生。

秦始皇奋六世之余烈，振长策而御宇内。虽然求仙炼丹失败，但是筑万里长城，车同文书同轨，以另外一种方式得以永生。

普通老百姓则只能以生育子嗣的方式追求自身基因的延续。

然而现代遗传学和分子生物学的进步让人们开始意识到，我们可以通过技术手段改变人类的寿命。染色体末端的端粒结构能够保持染色体完整，控制细胞分离周期，端粒的长短和细胞寿命有关。这让科学家相信未来的生物技术可以对人类的寿命施加影响。这些技术发现会不会给我们目前整形外科中所有的抗衰老技术带来颠覆性的改变呢？

不仅是改变寿命，几年前沸沸扬扬的基因编辑婴儿事件也让人明白，父母可以在婴儿出生之前对其基因进行修饰，使婴儿出生之后变得更加聪明健壮，甚至可以按照父母的意愿修饰婴儿的容颜——虽然目前在技术上还无法实现。但这些都不是遥远的未来，而是即将到来的现实。

在基因编辑技术发明之初，不管制定了多少法律与伦理规范来阻止潘多拉魔盒的开启，但是一定会有人敢于在利益驱动之下做出疯狂的举动。因此我相信对人类胚胎进行基因编辑是早晚会发生的一幕。

未来会不会出现这些情况呢？非洲族裔的孩子可以拥有浅色肌肤，一对中国父母也可以生下一个金发碧眼的婴儿。对于整形外科医师来说，在婴儿出生之前进行基因编辑的技术就像是重新设计建筑物的地基和框架，不再像传统整形外科那样，

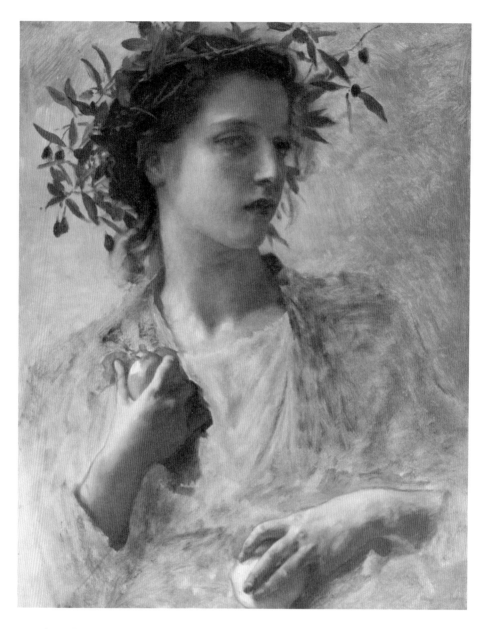

油画《夏季》　　作者：威廉·阿道夫·布格罗

永葆青春，是人类的终极梦想。

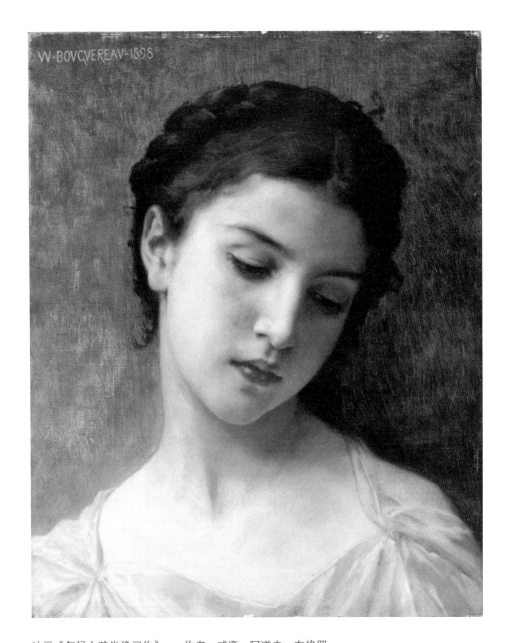

油画《年轻女孩肖像习作》　　作者：威廉·阿道夫·布格罗

19世纪法国学院派画家布格罗笔下的少女眉眼低垂，温婉柔美。布格罗一生画了数百幅少女，这是我最中意的一幅，符合中国传统女性审美形象，又兼顾了东西方女性相貌特点。

只是在成形的建筑体内部敲敲打打、进行装饰。科技进步让我们面临巨大的伦理挑战。

在我即将完成这本小书的时候，中国刚刚在2020年早春经历了一场严重的新型冠状病毒肺炎疫情，我也在武汉前线的同济医院重症隔离病房完成了两个月的抗疫工作。而在大洋彼岸，对于美国发生的疫情以及随后在疫情之下爆发的严重种族冲突，我们还看不到结果。

《共产党宣言》说："人对人的剥削一消灭，民族对民族的剥削就会随之消灭。"中国人在两千年前就喊出了"王侯将相，宁有种乎"。但在全世界富人和穷人更加割裂对立的大环境之下，在对阶层固化的忧虑越来越加深的情况之下，现代资本和科技进步的结合会让人们质疑，穷人家的孩子是不是也会像《红与黑》里面那个相貌英俊的穷小子于连那样，即使天资聪慧、勤奋努力也无法出人头地？甚至本来是从遗传而来的俊美外貌，在资本和技术面前，也可能不再具有任何优势？

我们不希望看到只有死亡成为人世间唯一公平之事。

名词表

第1章

巩膜 眼球壁后部主要组成部分，呈现白色，俗称眼白。

睑裂 上下眼睑即上下眼皮。睑裂是睁眼时上下眼睑合围显露出的范围，眼睛大小是由睑裂大小决定的。

角膜 眼球壁前部主要组成部分，透明，有折光作用。

泪管 位于内侧眼角处的眼附属器，眼泪在此汇集，与鼻腔相通。

内外眦 指内外侧眼角。内眦赘皮是内侧眼角处的皮肤皱褶，常常是上眼睑皮肤的延续。

眼袋 眼睑周围皮肤软组织松弛，眶内脂肪脱出形成眼袋。

重睑 重睑俗称为双眼皮。双眼皮形成的折痕叫作重睑皱襞。重睑成形术即双眼皮手术。

皮瓣 由具有血液供应的皮肤及其附着的皮下脂肪组织形成。皮瓣的蒂部与供皮区相连，保持血液供应。

第2章

鼻小柱 双侧鼻孔中间的软组织，起支撑作用。

鼻中隔 鼻中隔将双侧鼻腔分隔开，由一部分鼻骨和鼻软骨构成，表面被覆黏膜。

面颅骨 颅骨分为头颅骨和面颅骨，面颅骨决定了面部形态的硬结构。

第3章

LeFort I 型截骨术 正上颌骨后缩发育畸形的基本手术方式，一般在上颌一侧第二磨牙至对侧第二磨牙区做切口。

颏 俗称"下巴"，位于两腮和嘴下方。

困难气道 临床经验丰富的麻醉师在面罩通气或气管插管时遇到了困难，通常是由患者上呼吸道梗阻引起的。

平均脸 根据某人群面部测量数据求平均值，通过计算机技术处理得到的合成性容貌。

腺样体增生 腺样体位于咽后壁，儿童腺样体增生可以导致鼻塞、张口呼吸、慢性缺氧，影响面部发育。

第4章

弹性纤维 多分布于真皮网状层，通常围绕胶原纤维，牵拉之后可以恢复原状，使皮肤具有弹韧性。

透明质酸 透明质酸俗称玻尿酸。单个透明质酸分子通过交联剂形成大分子，具有更好的稳定性，不易吸收，可用于人体软组织填充塑形。

可吸收性聚对二氧环己酮线（PPDO） 一种目前广泛使用的可吸收降解的人工合成缝线。这种缝线带有螺旋状排列的双向倒刺，提拉软组织时可以增大和皮下层软组织的接触面。

浅筋膜 位于真皮层下方，主要由疏松结缔组织构成，包绕皮神经、淋巴管和皮下静脉。

浅表肌腱膜系统（SMAS） 浅表肌腱膜系统位于面部皮下脂肪层中，由肌纤维和腱膜组成，将皮下脂肪分为深浅两层，是现代面部除皱术的解剖基础。

小切口颌面悬吊提升术（MACS） 对颌面部准备提拉的软组织使用缝线进行环形缝合，缝线所穿过的软组织区域可以得到整体的悬吊提拉，而缝针穿过软组织的每一处都会形成波浪式的折叠效果。

真皮乳头层 皮肤由浅至深分为表皮层、真皮层和皮下组织。真皮层由浅至深分为乳头层、乳头下层和网状层。

脂肪栓塞 脂肪颗粒进入血液循环堵塞小血管，可以导致严重并发症，严重程度取决于堵塞范围和部位。

第5章

生物电阻抗　人体不同组织细胞的电阻抗特性不同，通过测量电阻抗可以判断组织构成，评价健康状态。

体脂率　指人体内脂肪重量在人体总体重中所占的比例。

体重指数　又称作体块指数（Body Mass Index，BMI），计算方式为体重（单位千克）除以身高的平方（单位平方米）。按照国际标准，体重指数25以上属于超重，大于30属于肥胖。在国内，通常体重指数28以上即视为肥胖。

肿胀麻醉　进行吸脂手术时所采用的特殊局部麻醉方法。将肾上腺素和利多卡因与大量盐水混合后灌注到皮下脂肪层，盐水渗透进入脂肪细胞可以导致脂肪细胞破裂溶解，在止痛的同时有收缩血管止血的作用。

第6章

包膜挛缩　假体隆乳术并发症之一。假体植入人体后，周围的组织会因为异物反应形成包膜，包膜挛缩可以导致局部疼痛、假体变形。

肌皮瓣　含有肌肉组织的皮瓣，是一种复合组织瓣，利用该肌肉的血管为蒂进行转移，其血液供应充沛，易于成活，用于较大创面的修复和重建。

乳房下皱襞　乳房下方与胸壁连接处形成的皱襞。乳房最低点与乳房下皱襞的位置关系用于判断乳房下垂严重程度。

干细胞　一类具有自我复制和多向分化潜能的原始细胞。在吸取自体脂肪时可以将其中的干细胞提取出来。

第7章

"V" 区　在体脂率适宜、臀肌轮廓发达时，腰骶部和臀沟上方形成界限分明的V形区域，可以看见清晰的腰窝。

股骨大转子　股骨颈与股骨体连接处的方形隆起，是体表的解剖标志点。

臀部突度　臀部最高点至股骨大转子距离除以股骨大转子至耻骨联合最高点距离，健美的臀部其突度应该达到2：1。

臀皱襞 臀部与大腿连接处的皱襞，臀皱襞弧线是臀部美学评价标准之一。

第8章

凯格尔运动 通过伸展收缩骨盆底的耻骨尾骨肌来增强肌肉张力，可以加强控尿能力，预防女性生育后的尿失禁。

压力性尿失禁 患者喷嚏咳嗽或大笑时，伴随腹压增加出现不自主的尿液溢出。女性在生育后盆底功能受损，可能出现此类症状。

第9章

包皮内外板 冠状沟处与阴茎头接触的内侧包皮称作包皮内板，外侧皮肤为外板。

阴茎白膜 阴茎海绵体由里到外覆盖白膜、深筋膜、浅筋膜。白膜较坚韧，在白膜和深筋膜之间或深浅筋膜之间放置填充物可以达到阴茎增粗的效果。

阴茎海绵体 阴茎由1条尿道海绵体和2条阴茎海绵体组成，起支撑作用，海绵体充血时阴茎勃起。两条阴茎海绵体长度发育不对称时会出现阴茎侧弯。

第10章

瘢痕疙瘩 瘢痕疙瘩是一种缓慢生长的良性皮肤肿瘤，可以超过原始的创面边缘，完全切除之后复发率很高。增生性瘢痕生长不超出原始创面界限，具有自限性，经过数年时间，可以逐渐消退萎缩。

大汗腺 大汗腺主要分布在腋下、会阴，排放大量支链不饱和脂肪酸和硫化类固醇，导致腋臭。小汗腺排泌汗液调节体温。

点阵激光 点阵激光产生局灶性光热作用，其作用区域叫作微热损伤区。和传统剥脱激光相比较，点阵激光束更细小，因此形成的损伤病灶之间还存留正常皮肤，可以让表皮快速再生愈合。

海马回 位于大脑丘脑和内侧颞叶之间，在大脑长时记忆存储和定向功能中有重要作用。

雄激素性脱发 又叫脂溢性脱发，男性最常见，从前额开始发际线逐渐后移。这类患者毛囊内存在过于敏感的受体，当雄激素在体内转化为二氢睾酮时，二氢睾酮就会作用于毛囊内的敏感受体，导致毛囊萎缩。

第11章

端粒　端粒是真核生物染色体末端的复合结构，细胞每有丝分裂一次，就有一段端粒序列丢失，当端粒长度缩短到一定程度，会使细胞停止分裂，导致衰老与死亡。

三维重建技术　对人体结构建立适合计算机表达和处理的数学模型，重建人体三维信息。

手术导航　将患者影像数据和患者解剖结构准确对应，在术中跟踪手术器械并将手术器械的位置在患者影像上实时更新显示，使外科手术更精确安全。